DAS KÖRPERSCHEMA

EIN BEITRAG ZUR LEHRE VOM BEWUSSTSEIN DES EIGENEN KÖRPERS

VON

DR. MED. ET PHIL. PAUL SCHILDER

PRIVATDOZENT · ASSISTENT DER PSYCHIATRISCHEN
UNIVERSITÄTSKLINIK WIEN

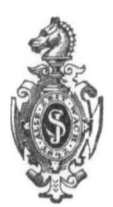

Springer-Verlag Berlin Heidelberg GmbH

1923

ISBN 978-3-662-38869-3   ISBN 978-3-662-39795-4 (eBook)
DOI 10.1007/978-3-662-39795-4

ALLE RECHTE, INSBESONDERE
DAS DER ÜBERSETZUNG IN FREMDE SPRACHEN,
VORBEHALTEN.

Inhaltsverzeichnis.

	Seite
Einleitung	1
I. Alloästhesie und Allochirie	4
II. Das Körperschema der Amputierten	23
III. Die Autotopagnosie (Pick) und ihre Beziehung zur Praxie	29
IV. Die Verwertung des Körperschemas in der Praxie und die Rechts- und Linkswahl beim Handeln	42
V. Folgerungen und Ausblicke	80
Anhang. Über die Wahrnehmung der Bewegung durch die Haut	87
Literaturnachweis	89

Einleitung.

Vor nicht allzu langer Zeit hat Pick (1)[1] eine Lanze eingelegt für die neuropathologische Forschungsrichtung in der Psychiatrie. Er hat das Studium organischer Hirnerkrankungen empfohlen; von dort aus könne man in die Psychiatrie vordringen. Es ist nun aber für die Arbeitsweise von Pick charakteristisch, daß er die Ergebnisse der Psychologie in ausgedehntem Ausmaß zur Erklärung hirnpathologischer Phänomene heranzieht. Gerade dafür sind wir ihm zu besonderem Dank verpflichtet, daß er immer wieder zeigt, daß hirnpathologische Fälle von der Psychologie her reiche Aufklärung erfahren, welche freilich selbst wieder durch die Neuropathologie bereichert wird. Mir will allerdings scheinen, als ob Pick ebensogut hätte sprechen können von der Notwendigkeit psychologischer Forschungsweise in der Neuropathologie und eine solche erscheint mir allerdings als ein dringendes Erfordernis. Es wäre durchaus irrig zu meinen, daß sich Hirnpathologie ohne Psychologie treiben ließe und die Lehren Wernickes haben sich für die Psychiatrie deswegen als fruchtbar erwiesen, weil er geniale psychologische Intuition an die Hirnpathologie herantrug. Die Lehre von der Aphasie und Apraxie muß psychologisch aufgebaut werden. Und wir verdanken ja wiederum Pick selbst einen grundlegenden Vorstoß in dieser Richtung (2). Pick verwertet nicht nur experimentelle Psychologie, sondern auch phänomenologische Psychologie und es will mir scheinen, daß man auch, wie das bereits Pötzl (1) und ich (1) getan haben, Psychoanalyse mit heranziehen müsse, um der Probleme der Neuropathologie Herr zu werden. Ich trete also an die neuropathologischen Probleme in psychologischer Einstellung heran. Zweifellos ergeben sich so auch wichtige Problemstellungen für die Psychiatrie. Es ist sehr irrig zu meinen, Phänomenologie und Psychoana-

---
[1] Diese Zahlen verweisen auf die entsprechend bezeichnete Arbeit des Autors im Literaturnachweis.

lyse stünden abseits der Hirnpathologie und müßten abseits stehen. Vielmehr scheint es mir, daß die Lehre vom Organismus sich einfügen läßt in eine psychologische Betrachtungsweise, welche das Leben und das Ich als Ganzes sieht, besser und sinngemäßer als in ein assoziationspsychologisches Gebäude. Mit diesen Worten möchte ich nicht eine Geringschätzung derjenigen großen Forscher ausdrücken, welche von der Assoziationspsychologie ausgingen, wie MEYNERT, WERNICKE, LIEPMANN. Denn schließlich und endlich kommt es darauf an, von theoretischen Formulierungen abgesehen, zu der Einsicht in Sachverhalte zu kommen. Die umfassenderen Theorien sind nur Wegweiser für eine Intuition, welche höherer Art ist als die Hilfen, welche überkommene Theorien leisten können.

Das Thema, das den Inhalt nachfolgender Auseinandersetzungen bildet, das Bewußtsein vom eigenen Körper, die Anschauung des eigenen Körpers und die Verwertung dieser Anschauung im Handeln ist eines der zentralen Probleme der Psychologie und Psychiatrie. Trotzdem liegen nur wenige Untersuchungen in dieser Richtung vor. Die nachfolgenden Ausführungen stellen nur einen Anfang dar, sie werfen Probleme auf, deren endgültige Lösung wohl nur durch die mühevolle Zusammenarbeit vieler möglich sein wird.

Als Körperschema bezeichne ich das Raumbild, das jeder von sich selber hat. Man darf annehmen, daß dieses Schema in sich enthalte die einzelnen Teile des Körpers und ihre gegenseitige räumliche Beziehung zueinander. Daß zwischen diesem Schema des Körpers und der Wahrnehmung oder Vorstellung des Außenraumes eine Relation bestehe, ist von vornherein recht wahrscheinlich. Es ist a priori gar nicht einzusehen, daß diese banalen Erwägungen für die Psychologie und Psychopathologie irgendeine Bedeutung haben sollten. Es liegen aber Erfahrungen vor, welche die Existenz solcher Körperschemen beweisen. Nach HEAD (4) „ist die Hirnrinde nicht nur das Organ, welches die Aufmerksamkeit in bestimmte Richtung bringt, sondern sie speichert auch vorausgegangene Eindrücke. Diese mögen als Bilder ins Bewußtsein dringen oder sie verbleiben wie bei den räumlichen Eindrücken außerhalb des zentralen Bewußtseins. Sie bilden organisierte Modelle unserer selbst, die als Schemata bezeichnet werden können; diese Schemata verändern die Eindrücke, welche von der

Sensibilität herrühren derart, daß die endgültige Empfindung der Stellung oder des Ortes ins Bewußtsein kommen, bereits in Beziehung zu früheren Eindrücken. Die Zerstörung eines solchen „Schemas" durch eine Hirnrindenläsion macht jedes Erkennen der Lage oder des Ortes eines gereizten Punktes an dem betreffenden Teil des Körpers unmöglich." Diese auf Grund sorgfältigster Untersuchungen gewonnenen Gedanken HEADS werden sofort anschaulicher, wenn man sich vor Augen hält, daß die Empfindung, ein amputiertes Glied sei noch da (diese Empfindung ist so natürlich, daß die Kranken an den Verlust des Beines vergessend zu Fall kommen können), nichts anderes ist als die Verkörperung dieses Schemas. Und in einer Beobachtung HEADS verschwand das „Phantomglied" in der Tat, nachdem eine entsprechende Hirnrindenverletzung eingetreten war. Wir verdanken PICK (5) eine Reihe von hierhergehörigen Beobachtungen, die sich zum Teil auf „die Phantomgebilde" beziehen. In anderen (4, 6) erscheint das Bewußtsein der Körperlichkeit, die Körperraumbilder, durch zentrale Prozesse gestört. Die Kranken sind nicht imstande, sich am eigenen Körper zu orientieren, finden Mund, Nase, Augen nicht. Nach ROSENBERG leidet auch die Orientierung für den Unterschied von rechts und links am eigenen Körper. Und hiermit ist ein Anschluß gewonnen an die ausgedehnten Erfahrungen über die Allochirie OBERSTEINERS, ein Zustand, in dem die Patienten außerstande sind, die Seitigkeit sensibler Reize zu bestimmen. Damit wäre der Umriß gegeben, dem sich die nachfolgenden Untersuchungen einordnen sollen. Sie beziehen sich allerdings vorwiegend nach der Frage von rechts und links im Körperschema, aber wenn sie auch vom Material geleitet von diesem Einzelproblem ausgehen, sie zielen auf eine Lehre vom Körperschema überhaupt.

I. Alloästhesie und Allochirie

Fall I. Barbara M.[1]), geb. 1880, in der neurol. Klinik der Univ. Wien vom 10. XII. 22 bis 23. III. 23. Vorgeschichte und Familienanamnese belanglos. 1911 Lues. Apoplektischer Insult am 7. II. 21. Am 10. II. nach dem Befunde des Kaiserjubiläumsspitals Hemiparese rechts. Analgesie und Anästhesie der rechten Körperhälfte. Rechter Mundwinkel hängt, Zunge weicht nach rechts ab und kann nur schwer nach links bewegt werden. Die Pat. kann nicht nach rechts blicken, die Bulbi gehen nach links oben. Pupillen eng, beiderseits lichtstarr. Babinski, Oppenheim, Gordon rechts +, Patellar, Achillessehnenreflex beiderseits o, Sprache verwaschen. Schlafsucht, Gähnen, Schwerbesinnlichkeit. Innere Organe o. B. Wassermann negativ. 11. II. Andeutung von Nackensteifigkeit. 19. II. Krämpfe der rechten unteren Extremitäten. 28. II. Starkes Schwitzen des rechten Armes. 1. III. Kopf dauernd nach rechts gerichtet. 3. III. Die Empfindlichkeit für Schmerz und Berührung kehrt allmählich zurück. 9. IV. Hemiplegie gebessert, Patellar, Achillessehnenreflex rechts > links, Sensibilität fast ganz zurückgekehrt.

In der Zwischenzeit machte die Pat. mehrfach Behandlungen durch. Der Befund in der Klinik beruht auf einer Serie ausgedehnter Untersuchungen, eine Änderung im Befunde trat erst am Ende der mehrmonatlichen Untersuchung ein. Innere Organe, Knochensystem o. B. Wassermann im Blut +, im Liquor +, Nonne-Apelt, Pandy +, Lymphocyten 2. Neurol.: Parese des unteren Facialis rechts, die vorgestreckte Zunge weicht nach rechts ab. Gaumen, Schlingakt o. B. Sprache o. B. Augenbewegungen frei, kein Nystagmus. Pupillen reagieren etwas träge auf Licht, gut auf Akkomotation. Corneal, Conjunctival, Gaumen, Rachenreflexe rechts = links +. Augenhintergrund, Gesichtsfeld o. B. Ohrenbefund, Vestibularis o. B. Geruch, Geschmack o. B.

Die rechte Schulter hängt nach abwärts. Es besteht eine außerordentlich schwere Parese vom Prädilektionstypus am rechten Arm mit der typischen Haltung. Die Spasmen sind jedoch auffallend gering, wenn auch von echtem pyramidalem Charakter. Die Motilität ist in allen Gelenken erheblich eingeschränkt. Sie ist am besten im Schultergelenk, während eine willkürliche Bewegung der Hand als unmöglich erscheint. Die Sehnen- und Periostreflexe des Armes sind rechts stärker als links. Prüfung auf Koordination und Diadochokinese unmöglich. Parese der Rumpfmuskulatur. Bauchdeckenreflex beiderseits +. Das rechte Bein zeigt eine auffallend starke

---

[1]) Herrn Hofrat WAGNER-JAUREGG bin ich für die Überlassung des Materials zu aufrichtigem Dank verpflichtet.

Alloästhesie und Allochirie. 5

Pronation des Fußes, im übrigen besteht eine mäßige Parese (Beweglichkeit nur an den Zehen eingeschränkt) vom Prädilektionstypus. Der Tonus zeigt eine auffallend geringe Spannung pyramidalen Charakters, doch besteht am Fuß eher Hypotonie. Keine Ataxie beim Kniehackenversuch. Keine Adiadochokinese. Patellar, Achillessehnenreflexe rechts stärker als links. Rechts Fußklonus. Babinski, Oppenheim, Rossolimo rechts +. Die Pat. knickt beim Gang ein, ihre Schulter sinkt nach vorn, so daß sie auch mit Stöcken nicht gehen kann.

Blase, Mastdarm o. B.

Die Sensibilität zeigt folgende Störungen. Die Pat. klagt über spontane Schmerzen in der rechten Augengegend, diese Schmerzen schwächen sich zeitweise zu Parästhesien (pamstiges Gefühl) ab, zeitweise fehlen sie vollständig.

Lageempfindung. Die Pat. gibt prompte Auskunft bezüglich der linken Körperhälfte. Läßt man mittelst der Imitationsprüfung nach ANTON passive Bewegungen der rechten Körperhälfte nachmachen, so kommen geradezu groteske Fehler zustande. Prüft man in der gewöhnlichen Weise die Richtung einer passiven Bewegung, so ergeben sich die gröbsten Fehler in den distalen Gelenken (Hand und Fuß), während in den proximalen die Störung viel geringer ist; auch hat man gelegentlich den Eindruck, daß selbst in den distalen Gelenken die Bewegung als solche relativ gut wahrgenommen wird, und daß die Pat. über die Richtung völlig im unklaren bleibt. Die Pat. hat sehr häufig Halluzinationen, sie glaubt, daß Bewegungen der Finger stattfinden, auch ohne daß eine Prüfung mit ihr angestellt wird. Passive Bewegungen, welche an den Gelenken der linken Extremitäten wahrgenommen werden, erwecken sehr häufig 4—10 Sekunden später blässere Empfindungen des gleichen Charakters in den rechten Extremitäten.

Überhaupt ist die Sensibilität der Pat. an der rechten Körperhälfte durch folgende Grundeigenschaften charakterisiert: 1. Es besteht eine außerordentlich große Bereitschaft zu Halluzinationen an der rechten Körperhälfte und 2. Empfindungen der linken Körperhälfte erwecken kurze Zeit später (4—10 Sekunden) eine analoge Empfindung an der symmetrischen rechten Körperstelle. Über diese Eigentümlichkeiten werde ich anläßlich der Berührungsempfindung noch eingehender sprechen.

Temperaturwahrnehmung. Die Kälteempfindung ist ungestört. Die Wärmeempfindung ist rechts aufgehoben.

Der tiefe Schmerz und der Oberflächenschmerz (geprüft mit Nadeln und Ziehen an Haaren) ist beiderseits erhalten, nur ist die Pat. gegenüber dem faradischen Pinsel rechts weniger empfindlich als links.

Jucken wird an beiden Körperhälften als gleich empfunden. Kitzeln wird rechts meist nur als Berührung empfunden. Die Pallästhesie und die Tiefendruckempfindlichkeit sind beiderseits gleich.

Belastung mit Gewichten, die in ein in der Hand befestigtes Tuch gelegt werden, wird rechts sowie links schon bei 5—10 g empfunden.

Berührungen werden rechts in grotesker Weise falsch lokalisiert. Dabei werden feinste Berührungen gut empfunden. Wird die Pat. rechts in der Gegend der Brust berührt, so verlegt sie etwa die Empfindung zunächst an die Schulter, nach 4—10 Sekunden gibt sie jedoch eine zweite Empfindung an, die sie in die Gegend des Ellbogens verlegt, eine dritte an den Oberschenkel, eine vierte an den Fußrücken; dabei sind die Empfindungen 2, 3, 4 dumpfer und unbestimmter als die erste Empfindung. Diese Polyästhesie ist bei Berührungen der rechten Körperhälfte absolut konstant. Nur werden nicht selten nur 2 Empfindungen verspürt. Diese Polyästhesie gilt auch für Reize, die an der linken Körperhälfte ansetzen. Zunächst erscheint an der symmetrischen Stelle rechts eine schwächere und blässere Empfindung und an diese anschließend eine weitere meist distal lokalisierte. Nicht immer ist bei Berührung links die Empfindung rechts absolut symmetrisch. So erweckt eine Berührung der linken Hand zunächst eine entsprechend lokalisierte Empfindung links und dann eine etwas proximalere rechts.

Genau die gleichen Erscheinungen zeigen sich bei Stichen; so führt ein Stich in der Gegend des rechten Oberschenkels zunächst eine ungenau lokalisierte Stichempfindung herbei, auf die nach dem bekannten Intervall eine Berührungsempfindung folgt. Sticht man in den linken Oberschenkel, so erscheint an einer annähernd symmetrischen Stelle des rechten Oberschenkels ein dumpferer Stich, an den sich distaler eine matte Berührungsempfindung anschließt. Wenn auch die Lokalisation für Stich und Berührung rechts im allgemeinen eine sehr schlechte ist, so gibt es gelegentlich doch auch einzelne richtige Reaktionen, so z. B. wird ein Stich in die große Zehe gut lokalisiert. Die Lokalisationsfehler schwanken in der Richtung und in der Größe. Manchmal betragen sie wenige Zentimeter, dann wird eine Berührung am Rumpf in den Fuß oder ins Gesicht verlegt. Auch seitliche Verlegungen kommen vor. Wenn die Pat. ermüdet ist, werden die Lokalisationsfehler gröber. Zeitweise verlegt sie alle Berührungen ins Gesicht, wenn sie Parästhesien hat.

Auch linksseitige Temperaturempfindungen werden im allgemeinen qualitativ unverändert auf die rechte Körperhälfte übertragen. So wird die Berührung mit einer warmen Eprouvette zuerst links, dann rechts, wenn auch als weniger warm empfunden, und zwar meist annähernd symmetrisch (gelegentlich etwas höher oder tiefer). Das gleiche gilt von Kaltempfindungen und von der Pallästhesie. Ja, auch wenn ihr Gegenstände in die linke Hand gegeben werden, entsteht der Eindruck, als ob sie dasselbe auch in der rechten Hand hätte. Gelegentlich wird jedoch, wenn links kalt und warm appliziert und empfunden wird, rechts nur ein Druck empfunden.

Die Berührung der Brustwarze rechts wird häufig auffallend gut lokalisiert.

Berührt man den rechten Arm der Pat. in großer Ausdehnung mit einem rauhen Tuch oder mit einer Bürste, so wird nur eine einfache Berührung oder ein Stich selbst dann empfunden, wenn man ausgiebige Bewegungen an der Haut macht.

Striche über die Haut mit dem Finger werden selbst, wenn sie ein Ausmaß von mehr als 20 cm haben, als Berührungen empfunden, gelegentlich als mehrere Berührungen. Wird hierbei die Brustwarze mitberührt, so wird die Berührung an der Brustwarze lokalisiert. Manchmal gab die Pat. an, einen Strich nach oben zu empfinden, auch wenn die Strichrichtung nach unten

Alloästhesie und Allochirie. 7

ging. Häufig erklärt die Pat., es fände eine Bewegung in den Fingergelenken oder im Ellbogen statt.

Für sämtliche sensiblen Qualitäten gilt es also, daß sie von links nach rechts übertragen werden und daß sie polyästhetisch sind. Die zweite Empfindung ist regelmäßig eine Berührungsempfindung, wenn der Reiz an der rechten Körperhälfte angreift.

Die Pat. hat absolut kein Bewußtsein der Raumlage der rechten Extremitäten. Hingegen ist sie sehr wohl imstande, jeden geforderten Punkt des Rumpfes zu zeigen.

Die Diskrimination ist beiderseits eine gute. Die sukzessive Diskrimination kann wegen der Polyästhesie nicht geprüft werden.

Die Vasomotorenerregbarkeit ist rechts gegenüber links etwas erhöht.

Besondere Lust- und Unlustgefühle an der rechten Körperhälfte konnten nicht wahrgenommen werden. Von der rechten Körperhälfte konnten richtige optische Vorstellungen gebildet werden.

Nach einer Salvarsankur treten die spontanen Halluzinationen zurück, gleichzeitig werden die linksseitigen Empfindungen nur unvollkommen nach rechts verlegt, wenn auch die Phänomene im Wesen gleich bleiben. Die Lokalisationsstörung ist unverändert, wenn auch annähernd richtige Lokalisationen häufiger mit unterlaufen.

Diese Beobachtung zeigt kurz zusammengefaßt folgendes: Eine Pat., welche 1921 eine Apoplexie auf luetischer Basis erlitten hat, zeigt eine rechtsseitige schwere Hemiplegie vom Prädilektionstypus, jedoch mit sehr geringen Spasmen und eigenartigen Sensibilitätsstörungen an dieser Körperhälfte. Parästhesien im Gesichtsbereich. Herabsetzung der Wärmeempfindung und der Empfindlichkeit gegen Kitzel und faradischen Strom. Störungen der Lageempfindung. In einem gewissen Gegensatz zu dieser eine ziemlich gute Wahrnehmung von Belastungen mit Gewichten. Ferner besteht Neigung zu halluzinatorischen Erlebnissen auf dem Gebiete der Lageempfindungen. Die Pat. glaubt manchmal ihre Hand bewegt zu fühlen. Auch auf taktilem Gebiete besteht eine gewisse Neigung zu halluzinatorischen Erlebnissen. Die Pat. zeigt auf der betroffenen Körperhälfte auf taktilem, thermischen und algetischem Gebiete eine Polyästhesie; ein dort einsetzender Reiz wird mehrfach, mindestens zweimal empfunden, wobei die folgenden Empfindungen meist distaler lokalisiert werden. Das Intervall beträgt 4—10 Sekunden. Meist sind die folgenden Empfindungen unbestimmte Berührungsempfindungen. Auch Tiefenqualitäten zeigen Tendenz zur Polyästhesie. Empfindungen der gut empfindenden Körperhälfte werden nach einem 4—10 Sekunden dauernden Intervall auf die Kranke symmetrisch übertragen, wobei die Qualität der Empfindungen meist gewahrt bleibt, so erscheint auf dem Wege der Übertragung auch eine rechtsseitige Wärmeempfindung, die durch direkten Reiz nicht erzielt werden kann. Auch auf diese symmetrisch übertragene Empfindung der rechten Körperhälfte erfolgt eine oder mehrere Nachempfindungen. Die Diskrimination ist auch rechts eine gute, während die Lokalisation schwerste Störungen aufweist, die jedoch eine gewisse Launenhaftigkeit zeigen und übrigens auch stark von der Ermüdung abhängig sind. Die Fähigkeit, Formen und Qualitäten durch den Tastsinn wahrzunehmen, ist so gut wie geschwunden.

Die Lokaldiagnose des Falles ist nicht ganz einfach, die schwere rechtsseitige Hemiplegie mit der gleichzeitigen ursprünglichen Analgesie und Anästhesie und der Deviation conjugée nach links oben lassen entschieden einen Kapselherd vermuten, der sich bis gegen die Rinde zu ausdehnt. An eine Mitbeteiligung des Thalamus kann man mit Rücksicht auf die Parästhesien der Augengegend denken, doch kann in Hinblick auf die geringe Ausbreitung und die geringe Intensität des Schmerzes das ganze Bild um so weniger auf den Thalamus bezogen werden, als auch sonst die nach HEAD und HOLMES charakteristischen excessiven Reaktionen auf Lust- und Unlustreize fehlen. Eine Mitbeteiligung der Rinde möchte ich mit Rücksicht auf die Halluzinationsbereitschaft annehmen. Auch die völlige Ratlosigkeit in bezug auf das Erkennen von Strichen über die Haut, trotz guter Berührungsempfindung, scheint mir auf Mitläsion der Cortex hinzudeuten. Ich meine also, daß die Läsion sich von der inneren Kapsel unter geringfügiger Mitbeteiligung des Thalamus gegen die Rinde der hinteren Zentralwindung und des Parietallappens zu erstreckt. Der extreme Verlust der Lokalisation könnte zwar auch bei Thalamusläsion vorkommen, doch spricht die Launenhaftigkeit der Störung eher für den Cortex[1]).

Eine Reihe von Untersuchungen wurde durch die Polyästhesie

---

[1]) HEAD und HOLMES beschreiben ein Symptom bei extremer thalamischer Lokalisationsstörung, das ich in diesem Falle gleichfalls antraf. Wenn einer ihrer Pat. an der Hand gekratzt wurde, so meinte er, etwas im Arm sei bewegt worden. Über den Ausfall der Bewegungswahrnehmung, den man auch gelegentlich antraf, vgl. im Anhang.

unmöglich gemacht, so der Vergleich von Gewichten, von Temperaturen, die sukzessive Diskrimination u. dgl. mehr.

Wie bei jeder ungewöhnlicheren Störung muß auch hier die Frage aufgeworfen werden, ob es sich nicht bei der Sensibilitätsstörung um eine „hysterische" Überlagerung handle. Nun war die Pat. zwar eine extrem zänkische und reizbare Person, doch wurden hysterische Züge nicht bei ihr beobachtet. Auch waren trotz der gewissen Schwankungen ihre Angaben durchaus einheitlich, so daß ich glaube, daß man diese Vermutung ablehnen kann. Auch sei darauf verwiesen, daß nach der Salvarsanbehandlung die Halluzinationsfähigkeit und die Alloästhesie abnahm.

Dieses Phänomen fesselt die Aufmerksamkeit und es bedarf einer eingehenden Erörterung. Die Pat. empfindet Reize, die an der linken Körperhälfte ansetzen, durchaus normal, nur erfolgt kurze Zeit später eine Nachempfindung an der kranken Körperhälfte, die entweder genau, oder annähernd symmetrisch lokalisiert wird. Es handelt sich also um jenes Phänomen, das OBERSTEINER als Allochirie bezeichnet hat. JONES will allerdings diese Bezeichnung für jene Fälle vorbehalten, die keinerlei sonstige Störungen der Sensibilität zeigen und bezeichnet Fälle, in denen die Vertauschung der Seite mit organischen Störungen einhergeht als „Alloästhesie". Bemerkenswerterweise wird in der überwiegenden Mehrzahl der Fälle von Alloästhesie der Reiz statt an der kranken an der gesunden Seite wahrgenommen. Nur in 2 Fällen (von BROWN-SEQUAND und von HAMMOND) findet die Seitenvertauschung so statt wie bei unserem Falle. Dieser bietet noch die Besonderheit, daß ja der Reiz sowohl an der gesunden als auch an der kranken Seite wahrgenommen wird, und daß ein gewisses Intervall zwischen diesen beiden Empfindungen besteht.

Zur Deutung dieses eigenartigen Verhaltens muß meines Erachtens folgendes herangezogen werden. Die Pat. hat eine Halluzinationsbereitschaft an der rechten Körperhälfte. Diese allein kann aber die Erscheinung schon deshalb nicht erklären, weil auch eine Wärmeempfindung auf die rechte Körperhälfte als solche übertragen wird und die Pat. spontan niemals Wärmeempfindungen hat, ja an dieser Körperhälfte ist sogar die Wärmeempfindlichkeit erloschen. Es muß also die Empfindung der linken Körperhälfte irgendwie mitwirken. Diese muß die vagen Empfindungen nicht nur an eine bestimmte Stelle lokal binden, sondern auch entsprechend qualitativ färben. Daß es gerade die symmetrische Körperstelle ist, hat aber seine guten Gründe. Nach den Ausführungen von BROWN und STEWART unterscheiden sich die Empfindungen bei Berührung eines bestimmten Punktes von den Empfindungen an allen übrigen Punkten des Körpers („Charakter"). Aber alle Berührungen an einem Punkte müssen auch eine bestimmte Individualität haben, die auch den Schmerz- und Wärmeempfindungen des gleichen Punktes zu eigen sein muß. Aber selbst wenn eine Berührung eines Punktes immer eine Empfindung hervorriefe, welche sich von allen anderen unterscheidet und den früheren Berührungen desselben Punktes gleicht, eine richtige Lokalisation des Berührungspunktes auf der Körperoberfläche ist damit noch nicht gegeben. Jede Berührung muß auch eine bestimmte topische Position an der Oberfläche des Körpers haben. Man kann von einem Positionsfaktor sprechen. Es ist nun anzunehmen, daß Individualität und Charakter symmetrische Punkte einander weitgehend entsprechen.

Nach HEAD (1) ruft der Hautreiz einen Komplex von Empfindungen hervor, geistige Bilder der Stelle (mental imagery), er weckt gleichzeitig auch Bilder benachbarter Stellen, obwohl diese niemandem bewußt werden. Der kontralaterale Punkt hängt physiologisch am engsten mit dem gereizten Punkt zusammen.

WUNDT hat bereits betont, daß bei der Lokalisation von Reizen optische Bilder von außerordentlicher Bedeutung sind; sie tauchen so gut wie regelmäßig auf. Auch er verweist auf die Verwandtschaft symmetrischer Körperstellen und stützt sich hierbei auf Versuche VOLKMANNS, der fand, daß bei Lokalisationsversuchen die kontralateralen Hautstellen mit geübt werden.

Es weist alles darauf hin, daß das Lokalzeichen, welches uns die Erkenntnis der Lage eines berührten Punktes der Körperoberfläche angibt, nicht mit der Empfindung selbst gegeben sei, sondern daß es erst zur Empfindung hinzukomme. Eine Annahme, welche der ursprünglichen LOTZES entspricht. Auch in unserem Falle ist die Pat. trotz des Erhaltenbleibens der Empfindlichkeit als solcher nicht imstande zu lokalisieren, obwohl sie zwei nebeneinander gelegene Punkte auseinanderhalten kann. Es ist bemerkenswert, daß die Pat. die Berührung an der Brustwarze, also eines qualitativ besonders ausgezeichneten Punktes, meist richtig lokalisiert.

HEAD (4) hat ausgedehnte ähnliche Erfahrungen mitgeteilt. Der Mangel des Lokalisationsvermögens bei unserer Pat. kann nicht durch den Ausfall der Lagewahrnehmung erklärt werden. Denn sie war auch außerstande, die relative Lage eines berührten Punktes am Arm oder Bein anzugeben und die Lokalisationsstörung war auch am Rumpfe nachweisbar. Die Störung der Lokalisation beruht in derartigen Fällen darauf, daß die cerebralen taktilen Schemata nicht aktiviert werden können, obwohl das optische Schema erhalten ist. Gerade die Alloästhesie beweist, daß ein Körperschema vorhanden sein muß, welches der Art des Falles nach nur optischer Natur sein kann.

Wir müssen annehmen, daß die Störung des taktilen Körperschemas schwere Störungen der Formauffassung im Gefolge hat. Die Pat. war außerstande, trotz der guten Diskrimination, zu unterscheiden, ob sie an einem einzelnen Punkt oder mit breiter Fläche berührt worden sei. Strich man der Pat. in großer Ausdehnung über die Haut, so empfand sie eine Berührung oder auch einen Stich. Sie schien im allgemeinen unfähig zu sein, eine Bewegung über die Haut wahrzunehmen. Dies könnte zu der Annahme führen, auch die Bewegungsempfindung der Haut sei an das Körperschema gebunden, aber unsere Pat. empfand sehr häufig die Bewegung als solche, nur verlegte sie sie in die tiefen Teile. Ein Verhalten, das dafür spricht, daß es auch an der Haut primitive Bewegungsempfindungen gibt, welche aber des Körperschemas bedürfen, um entsprechend eingeordnet werden zu können. Die Pat. empfand allerdings nicht selten den Strich nur als eine oder mehrere Berührungen. Hier könnte ein zentral bedingter Ausfall der Bewegungsempfindung angenommen werden, oder ein Ausfall einer durch das Körperschema ermöglichten Gestaltswahrnehmung oder schließlich die Unterdrückung einer sinnlos gewordenen Empfindung, welche zufolge der Destruktion des Körperschemas nicht eingeordnet werden kann. Zwischen diesen Möglichkeiten wird man erst auf Grund eines größeren Tatsachenmaterials entscheiden können. Gelegentlich nahm die Pat. eine Bewegung an der Haut wahr, ohne die Richtung zu erkennen. Unser Fall zeigt also im Verein mit den Beobachtungen von HEAD die Folgen einer Läsion des taktilen Körperschemas bei erhaltenem optischen Anteil desselben. Ein Gegenstück hierzu bietet der Fall von GOLDSTEIN und GELB.

Goldstein und Gelb vermuten in diesem Falle von schwerer perzeptiver Seelenblindheit einen Verlust optischer Vorstellungsbilder. Nach meiner Auffassung liegt nur eine Hemmung und Unterdrückung dieser Vorstellungsbilder vor. In diesem Falle war nun trotz intakter Oberflächen- und Tiefensensibilität die taktile Lokalisation und Wahrnehmung der Formen auf das schwerste beeinträchtigt. Der Pat. konnte nicht beurteilen, ob er einen Finger oder den ganzen Arm im Wasser hatte, er machte gröbste Fehler bei der Lokalisation. Die Diskrimination war schwer gestört.

Wir müssen auf Grund dieses Falles annehmen, daß das Körperschema einen taktilen und einen optischen Anteil hat. Es kann sowohl der eine als auch der andere Anteil gestört werden. Wenn wir von einem Verlust des Körperschemas sprechen, so ist dieser Ausdruck hier im wörtlichen Sinne zu verstehen. In anderen Fällen handelt es sich um ein Nichtverwertenkönnen früherer Eindrücke und früherer Erlebnisse, die doch in irgendeiner Form als gegeben angenommen werden müssen.

Wir übersehen auch noch keineswegs alle Bedingungen, welche zu dem Aufbau des Körperschemas beitragen.

In dem Falle von Goldstein und Gelb konnte der Pat. zu einer annähernden Lokalisation kommen dadurch, daß er Tastzuckungen machte. Er bewegte in rascher Folge eine größere Anzahl von Muskeln, bis er in die Nähe des gereizten Punktes gelangte. Und mit ähnlichen Mitteln lokalisieren wohl auch die Blinden an ihrem eigenen Körper, wenn auch die Bewegung des berührten Gliedes schließlich nicht mehr ausgeführt wird und nur als kinästhetisches Residuum zur Geltung kommt.

Wir müssen wohl die Mitwirkung eines innervatorisch-kinästhetischen Momentes an der Gestaltung des Körperschemas annehmen. Ja Goldstein und Gelb nehmen an, daß die Berührung nicht sofort das optisch räumliche Bild wecke, sondern daß erst Tastzuckungen oder deren Residuum unmittelbar das optische Bild hervorrufen. Sie stehen hier in teilweisem Gegensatz zu Wundt, der der Ansicht ist, daß jede Tastempfindung zufolge ihrer lokalen Färbung, die sich über die ganze Hautoberfläche stetig verändere, bereits unmittelbar das optische Bild hervorrufe.

Jedenfalls ist aber ein primitiver Lokalisationsmechanismus vorhanden, der eine gewisse Unabhängigkeit vom optischen hat.

HENRI spricht von einer rein automatischen Lokalisation, die so unmittelbar geschieht, daß wir kein deutliches Bild der gereizten Stelle haben. Eine derartige Lokalisation erfolgt etwa beim Kratzen, beim Wegstoßen schmerzhafter Eindrücke u. dgl. HENRI hält diesen Mechanismus für einen spinalen. Wenn auch die Annahme, daß es sich um nur spinales Geschehen handle, unbewiesen und unwahrscheinlich ist, so ist doch soviel sicher, daß motorische Mechanismen sich an taktile Eindrücke anschließen und daß hier gleichsam ein Unterbau für die Bildung des Körperschemas gegeben ist. Darüber hinaus gibt es noch die auf höherer Stufe stehenden Tastzuckungen, welche einen weiteren Beitrag zur Bildung des Körperschemas liefern.

Freilich baut sich dieses Körperschema auf noch anderen primitiven Mechanismen auf. So beruht die Verwandtschaft symmetrischer Körperstellen auf einen ganz primitiven, möglicherweise spinal angelegten Apparat[1]). Ich teile zunächst zwei hierhergehörige Beobachtungen mit.

Fall II. Franziska S. 47 Jahre alt, in der Nervenklinik der Univ. Wien vom 15. XI. 22 bis 13. I. 23.

Die Pat. wurde im Alter von 18 Jahren mit Lues infiziert. Nur 1 Schmierkur. Vor 9 Jahren verstauchte sie sich das Kniegelenk, ohne Schmerzen zu haben. Seit längerer Zeit reißende Schmerzen in den Unterschenkeln („als ob sie Messer schneiden würden"). Vor 3 Monaten begann ihr das rechte Kniegelenk anzuschwellen. Seit 2 Wochen kann sie sich nur mit Mühe fortbewegen. Sie muß oft urinieren. Urin tropft auch nach dem Aufhören nach. Zeitweise profuses Erbrechen, ohne Schmerzen. Partus, Abortus o. Sonstige Vor- und Familiengeschichte belanglos.

Stat. som.: Cor. nach links verbreitert, Aorta leicht verbreitert. Systolisches Geräusch an der Spitze (Klinik WENKEBACH). Innere Organe im übrigen o. B. Die Pat. zeigt eine schwere tabische Arthropathie. Die röntgenologische Untersuchung ergibt: schwerste Veränderung am linken Kniegelenk, geringgradige Veränderung im rechten Knie und linken Hüftgelenk. Die appositionellen Komponenten überwiegen, die destruktiven Elemente sind auffallend gering. Die Gelenkkörper sind unförmig verunstaltet. Die Regellosigkeit der Form spricht für Arthropathie (Dr. PORDES, Zentralröntgeninstitut). Sonstiges Knochensystem o. B. Wassermann + im Serum.

---

[1]) Ich entlehne dem Buche HARTMANNS folgendes Zitat aus LOEB: „Symmetrische Elemente der Körperoberfläche haben gleiche Reizbarkeit, unsymmetrische Elemente haben verschiedene Reizbarkeit", das auf Erfahrungen an niedrigen Organismen basiert ist, um zu zeigen, in welche Tiefen das Symmetrie- und Seitigkeitsproblem hinabreicht. Das Problem in seine letzten Konsequenzen zu verfolgen, ist nicht Aufgabe dieser Abhandlung.

Im Liquor Wassermann +. Globulin (1 : 1). + Pandi +++. Gesamteiweiß 0,3. Lymphocyten 29.

Neurol. Befund: Mot. Hirnnerven o. B. Keine Augenmuskellähmungen, kein Nystagmus. Beide Pupillen miotisch rechts > links, rechts entrundet, reagieren beide nicht auf L. u. A. Conj., Corneal, Gaumen, Rachenreflex + r = l. Sprache, Schlingakt o. B. Sensorische und sensible Hirnnerven o. B. Keine Atrophien im Gesamtkörperbereich. Muskulatur schlaff an den unteren Extremitäten hypotonisch. Grobe Kraft, Beweglichkeit o. B. Diadochokinese ungestört. Ataxie an den unteren Extremitäten. Die Pat. kann sich mittelst Stöcken nur mit Mühe mehrere Schritte vorwärts bewegen. Romberg ++. Armreflexe + (mit Ausnahme des Tricepsreflexes). Bauchdeckenreflex +. P. S. R. +. Achill. S. R. +. Babinski, Oppenheim +. Sensibilität. Stich. Berührung, Temperatur, Lagegefühl am Rumpf und an den oberen Extremitäten normal. Im Bereich der unteren Extremitäten besteht an der Innenseite der Unterschenkel eine geringgradige Hypästhesie. An der Außenseite wird ein Stich oft 2—3 mal verspürt. Bei Berührung der Oberschenkel wird die Berührung oft auf der anderen Seite lokalisiert. Lageempfindung in den Zehengelenken schwer gestört.

Die genauere Untersuchung der Pat. nach dem Abschluß der Salvarsanbehandlung ergab: Die Pat. hat gegenwärtig geringe Schmerzen. Diese kommen schleichend und gehen gleichzeitig nach links und rechts. Berührung und Schmerz werden jetzt überall gut empfunden, doch dauert sowohl Berührung als auch Schmerz nach. Die Berührung wird als Streifen empfunden, der meist nach unten geht. Nicht selten kommt es zu einer zweiten Empfindung, die, wenn z. B. der Unterschenkel berührt wird, am Oberschenkel der gleichen Seite lokalisiert wird. Diese zweite Empfindung wird dann häufig auch noch an der anderen Seite gleichzeitig empfunden. Gelegentlich tritt diese „alloästhetische" Empfindung symmetrisch zur ersten Empfindung auf. Gelegentlich tritt die alloästhetische Empfindung höher ein, ohne daß die erste Empfindung eine gleichseitige höhere nach sich zöge. Wenn auch die alloästhetische Empfindung meist gleichzeitig zur zweiten Empfindung der gleichen Seite erfolgt, so erscheint sie doch manchmal nach der ersten und nach der zweiten Empfindung. Die zweite Empfindung ist häufiger streifenförmig als die erste. Der Streifen geht zwar meist nach unten, manchmal jedoch nach oben, manchmal bleibt die Richtung unbestimmt. Ähnliches Verhalten bei Schmerzreizen. Meist erfolgt der Schmerz verspätet. Manchmal gibt es auch folgende Reaktionen: ein Strich an der vierten Zehe rechts wird als Strich an der fünften Zehe lokalisiert, dann als Strich am rechten Unterschenkel (medialer Rand) von unten nach oben ziehend Diese Erscheinungen sind am Unterschenkel am ausgeprägtesten, am Oberschenkel geringer. Sie gelten auch vom Temperaturschmerz. Die Lokalisation der „ersten Empfindung" ist schlecht, so wird eine Berührung der Außenseite der großen Zehe an den Vorfuß verlegt, eine Berührung der zweiten Zehe als solche der vierten Zehe bezeichnet. Die Diskrimination ist auch bei einer Entfernung der Zirkelspitzen von 4 cm an den Beinen nicht möglich. Die Pat. klagt über parästhetisches Kribbeln an den Knien und neigt zu halluzinatorischen Fehlurteilen. Die alloästhetischen Erscheinungen sind inkonstant. Tiefenschmerz, Tiefendruck- und Lageempfindung erweisen sich an den Beinen als gestört.

In diesem Falle ist eine geringe Hypästhesie vergesellschaftet mit Nachempfindungen, welche im allgemeinen distal von der ursprünglich gereizten Stelle lokalisiert werden. Gerade diese Sekundärempfindungen werden nun auf die andere Seite übertragen, und zwar an die symmetrischen Punkte. Diese symmetrische Übertragung bezieht sich wiederum vorwiegend auf vage Mitempfindungen, und auch bei dieser Pat. finden wir spontane Parästhesien; allerdings erreicht die Störung des Lokalisationsvermögens hier nicht entfernt das Ausmaß, wie in dem vorangehenden Fall.

Während bei der vorangehenden Beobachtung eine cerebrale Läsion vorliegt, handelt es sich hier um eine Tabes dorsalis, eine Rückenmarksaffektion, auf welche die Erklärung, die dort gegeben wurde, nicht angewendet werden kann. Liegt nicht hier ein Hinweis darauf vor, daß die Verwandtschaft symmetrischer Stellen, von der im vorangehenden die Rede war, auch grob-anatomisch irgendwie begründet sein müßte? Man muß annehmen, daß die Sekundärempfindung auch auf die symmetrischen Punkte irradiiere.

Wir haben jedoch noch zu beweisen, daß ein spinaler Mechanismus der angenommenen Art wirklich bestehe und hier können Untersuchungen von DUSSER DE BARENNE angeführt werden, der durch Eingriffe am Rückenmark Alloästhesie experimentell mit Regelmäßigkeit hervorrufen konnte. Schon vorher hatte MOTT bei Halbseitendurchschneidungen des Rückenmarkes von Affen gelegentlich Allochirie gesehen. D. setzte nun durch lokale Strychninapplikation eine lokale Übererregbarkeit eines Rückenmarkssegmentes und durchschnitt auf der gleichen Seite die sensiblen spinalen Bahnen oberhalb des strychninisierten Segmentes. Der so operierte Hund empfindet spontane Parästhesien in demjenigen Segmentanteil, der kontralateral gelegen ist und das Tier empfindet auch Reize, welche an der Seite der Strychninisierung angebracht werden, auf der anderen Körperseite. Ist aber zwischen der Stelle der Strychninisation und der Hemisektion eine Distanz von mehr als 3 Segmenten, so sind fast immer auch auf dieser Stelle die subjektiven Erscheinungen des Syndroms vorhanden. Sind die beiden experimentellen Eingriffe nun weniger als 3 Segmente räumlich voneinander entfernt, dann finden sich nur die alloästhetischen Empfindungen, also die Erscheinungen auf der den Eingriffen der kontralateralen Körperseite vor. Nach diesen Versuchen muß angenommen werden, daß bei Überempfindlichkeit und gleichzeitiger Blockade, Reize in die symmetrisch gelegenen Stellen irradieren. Man könnte ja daran denken, das zufolge der Hemissektion nur vage Nachrichten zum Körperschema gelangen und daß unter dem Eindruck der Empfindung der intakten Körperseite die Reize an die taktil besser empfindende Körperseite gebunden werden. Dieser Annahme, die an und für sich gezwungen ist, widerspricht jedoch, daß bei einer Distanz von mehr als 3 Segmenten zwischen der Stelle der Strychninisation und der Hemisektion der Reiz sowohl an der taktil gesunden kontralateralen als auch an der kranken Körperseite empfunden wird.

Hierzu kommt, daß in dem hier mitgeteilten Falle die Übertragung ja eine doppelläufige ist und daß beide Seiten in bezug auf das Körperschema gleichwertig sind. Die Annahme einer spinalen Überleitung ist also die wahrscheinlichste. Offenbar handelt es sich um vorgebildete Bahnen, die nur unter bestimmten Bedingungen wegsam werden. Diese Annahme hat deswegen nichts befremdendes, da es ja auch zweifellos gekreuzte spinale Reflexe gibt. Es scheint mir bemerkenswert zu sein, daß in meinem Falle II fast ausschließlich Sekundärempfindungen übertragen werden und daß auch in diesem Falle Parästhesien vorhanden sind.

Die nachfolgende Beobachtung weist gleichfalls doppelläufige Alloästhesie auf und muß wohl ebenfalls auf einen spinalen Mechanismus zurückgeführt werden.

Fall III. Marie A. 59 Jahre alt. In der Klinik vom 2. I. 23 bis April 23. Es handelt sich um eine typische Tabes dorsalis, aus deren Befund nur folgendes hervorgehoben sei. Beginnende Opticusatrophie des rechten Auges. Schwere Hypotonie und Ataxie der unteren Extremitäten. Fehlende Patellar- und Achillessehnenreflexe. Romberg stark positiv. Kribbelgefühle und lanzinierende Schmerzen an den Beinen. Hypästhesie im Ulnarisgebiet, Kältehyperästhesie am Rumpf. An den unteren Extremitäten ausgesprochene Lagegefühlsstörungen. Hypästhesie für Berührungen, Stich und Temperatur. Mäßige Störung der Diskrimination und der Lokalisation. Zeitweise Urinverhaltung. Wassermann im Blut positiv.

Die genauere Störung der Sensibilität ergab mannigfaltige Störungen. Man trifft an:

1. Berührung oder Stichreize erweckten eine distaler lokalisierte Nachempfindung;

Alloästhesie und Allochirie.

2. Berührungs- und Stichreize erwecken den Eindruck eines Striches über die Haut, der häufig halbbogenförmig verläuft. Gelegentlich entsteht an der Berührungs- oder Stichstelle der Eindruck einer komplizierten Hin- und Herbewegung.

3. die Seite der Reizapplikation wird verwechselt;

4. auf die Empfindung der gereizten Seite folgt nach einigen Minuten eine kontralateral symmetrische, meist in Form eines Striches oder eine Hin- und Herbewegung;

5. Striche über die Haut werden entweder nur als Berührung empfunden oder als anders verlaufende Striche. Auch hier erscheint an Stelle einer geradlinigen Bewegung sehr häufig ein Bogen.

Einige stark gekürzte Protokolle mögen das Gesagte veranschaulichen

Stich am recht. Unterschenkel:	Stich am rechten Unterschenkel, links an der symmetrischen Stelle eine leichte Bewegung, als ob ein Zwirn hin und her fahren möchte.
Stich gegen den rechten Unterschenkel:	Berührung auf dem rechten Fuß.
Stich in d. linken Unterschenkel:	Berührung auf dem Knöchel links.
Stich auf den rechten Fußrücken:	Strich auf dem rechten Fußrücken. Links sticht auch etwas, aber schwächer, dort, wo man die Schuhe bindet. Dort stichts jetzt fortwährend, als ob eine Stecknadel dort wäre, die ganz ruhig ist.
16. III. Berührung am rechten Unterschenkel:	Mit einer Nadel heruntergestrichen.
Rechts Stich in den Fußrücken:	+ Danach aber eine Empfindung links oben der Ferse mehr wie ein Strich herüber mit der Nadel.
Berührung unterhalb des Sprunggelenks:	Empfindet einen 5 cm langen Strich an den Zehen links.
Berührt am rechten Fußrücken:	Es wurde über den rechten Fuß mit der Nadel gefahren wie ein Stich, der hinaufgeht.
Kräftigen Strich mit der Nadel am rechten Unterschenkel, und zwar proximal-distal:	Mit der Nadel mehrfach hin und her bewegt, und zwar erst nach rechts und dann nach links.
Berührung am rechten Sprunggelenk innen:	Am linken Fuß wird die Zehe hinaufgebogen.
Berührung am rechten Fußrücken:	Kommt mir vor wie ein ganz leises Stechen am linken Fuß.
Berührung am linken Fußrücken:	Berührung links oberhalb des Knies. Danach so ein Halbkreis mit der Nadel am rechten Knie.
Berührung am linken Fußrücken:	+ Danach spürt sie eine Bewegung, die vom Fußrücken zur Fußsohle zieht und die Bemerkung, man habe sie vielleicht am Vorfuß rechts gerissen.

Schilder, Körperschema.

Alloästhesie und Allochirie.

Berührung an der Innenseite des linken Sprunggelenks:	+
Berührung der Außenseite des linken Sprunggelenks:	Strich mit der Nadel über den linken Vorfuß.
Leichte Berührung der Innenseite des linken Sprunggelenks:	Als ob links ein Zwirnsfaden bei der Wade herunterlaufen würde.
Strich von oben nach unten am Vorfuß links:	Gestochen am linken Vorfuß.

Bei der Prüfung auf Diskrimination werden die beiden Spitzen zunächst an der berührten Seite (rechts) einfach empfunden, die Nachempfindung erfolgt links doppelt. Auch bei der Diskriminationsprüfung wird die Einzelberührung, der Einzelstich, sehr häufig als Strich empfunden. Dabei bleiben aber die beiden Striche parallel.

Da in den vorangehenden Prüfungen wiederholt Störungen der Bewegungswahrnehmung auf der Haut hervorgetreten waren, so wurde in einer Untersuchungsreihe am 21. III. auf diese Dinge besonders geachtet.

Leichte Berührung am rechten Fußrücken:	Kältegefühl an der rechten Zehe, darauf an der linken. Dabei werden Tastbewegungen mit den Zehen ausgeführt.
Rechter Fußrücken leichte Berührung:	Am rechten Vorfuß im Kreis herumgefahren.
Berührung des linken Fußrückens:	Am linken Vorfuß gestochen, sodann ein Nadelstich, jetzt wie ein Stich auf die linke Wade. Jetzt wieder auf der linken Seite.
Berührung am linken Zehenansatz:	Am linken Fuß unter den Zehen so herübergefahren mit der Nadel ganz leicht.
Berührung in der Mitte des linken Sprunggelenks:	+ Gleichzeitig erfolgt eine Tastbewegung des rechten Fußes.
Berührung in der Mitte des linken Sprunggelenks:	Mit der Nadel am linken Vorderfuß hin und her gefahren.
Rechter Vorfuß in der Mitte berührt:	Rechter Vorderfuß berührt danach mit einer stumpfen Nadel von oben nach unten ein wenig bewegt.
Rechtes Sprunggelenk an der Innenseite berührt:	Spürt eine leise Bewegung halbbogenförmig von den Zehen zum Sprunggelenk.
Knapp oberhalb der Zehen rechts berührt:	Links unter dem Knie gestochen.
Rechts oben die Zehen berührt:	Am Vorfuß wagerecht hin und her gestrichen mit der Nadel.
Berührung in der Mitte des rechten Sprunggelenks:	Rechts mit der Nadel im Halbbogen vom Sprunggelenk zu den Zehen gestrichen.
Ein Strich von 3 cm Länge von innen nach außen am rechten Fußrücken:	Rechten Fuß schwach mit einer stumpfen Nadel heraufgefahren, am linken Fuß von den Zehen etwas so heraufgestochen.
Am Fußrücken des linken Fußes von innen nach außen 3 cm gestrichen:	Jetzt geht es vom Fuß zur Zehe links (also proximal-distal).

Am rechten Fußrücken proximal-distal 3 cm gestrichen.	Rechter Fuß ober dem Knöchel von oben nach unten im Bogen hinuntergefahren.
Linker Fußrücken durch läng. Zeit berührt:	Ganz feiner Strich mit der Nadel von oben nach unten.
Nadelstiche am rechten Fußrücken von oben nach unten:	+.
Nadelstiche am rechten Fußrücken von oben nach unten:	+.
Nadelstrich links von innen nach außen:	Linker Fuß bei der Zehe gestochen.
Linker Fußrücken von oben nach unten gestrichen:	Linken Fuß etwas oberhalb der Ferse gestochen und zur Ferse hinuntergefahren.

Also auch in diesem Falle ist die Alloästhesie eine doppelseitige und es ist bemerkenswert, daß die alloästhetische Empfindung meist einen besonders unbestimmten Charakter trägt, merkwürdig bewegt erscheint und in einer gewissen Verwandtschaft zur Parästhesie steht.

Ich verkenne allerdings nicht, daß die Mitwirkung des „Körperschemas" an der Alloästhesie spinaler Form nicht völlig bindend widerlegt werden kann. Man könnte annehmen, daß die Irradiation der Empfindung erst unter der Mitwirkung des Körperschemas symmetrisch gebunden werde. Auch liegt kein endgültiger Beweis dafür vor, daß die Irradiation spinal geschehe. Sie könnte auch zentraler erfolgen, vielleicht sogar cortical. Immerhin scheint es mir mit Rücksicht darauf, daß die Alloästhesie vorwiegend die unbestimmten Nachempfindungen trifft, sicher, daß es sich um einen primitiven Mechanismus handelt, und es ist die Annahme doch die wahrscheinlichste, daß hier schon spinale Apparate beteiligt sind.

Demnach vermuten wir, daß die Verwandtschaft symmetrischer Körperstellen durch einen spinalen Mechanismus begründet sei.

Es ist bemerkenswert, daß FUCHS bei Verletzungen peripherer Nerven kontralaterale Parästhesien und Schmerzen beschrieben hat. Er gab dieser Störung den Namen Alloparalgie. Er zog zur Erklärung die Versuche von DUSSER DE BARENNE heran und meinte, daß durch die erhöhten Reize eine Blockierung des Rückenmarks durch Erschöpfung zustande komme. Aber die überwiegende Mehrzahl der Beobachtungen (OPPENHEIM, WIEGAND, MANN, FÖRSTER) läßt erkennen, daß die Übertragung auf die kontralaterale Seite nicht das wesentliche des Symptomkomplexes sein kann. STRÄUSSLER betont, daß ein an irgendeiner Körperstelle angreifender Reiz eine heftige Schmerzempfindung im peripheren Versorgungsgebiete der verletzten Nerven auslöste und nimmt im Anschluß an OPPENHEIM eine Änderung der Erregbarkeit des corticalen Empfindungszentrums an. Wie dem auch sei, die Tatsache bleibt bestehen, daß es Irradiationen peripher bedingter Schmerzen in die kontralaterale Körperhälfte gibt, und daß wir keinen Grund haben, diese Irradiation mit dem ins psychologische reichenden Anteil des Körperschemas in Beziehung zu setzen. Ob die Überleitung in den Alloparalgiefällen spinal oder cerebral erfolgt, kann natürlich derzeit nicht mit Sicherheit entschieden werden.

Es ist ja ein noch ungelöstes Problem, welche Irradiationsphänomene bei Läsionen peripherer Nerven auftreten und es ist durchaus denkbar, daß es eine Reihe von verschiedenen Apparaten gibt. HEAD hat durch die Durchschneidung peripherer Nerven an sich selbst schwere Störungen der Lokalisation beobachtet, die aber niemals zu einer Verkennung der Seiten führten. Hier schien also die Bestimmung der Seitigkeit des Reizes eine Leistung zu sein, welche auch nach Schädigung noch möglich war. Hier liegt jedenfalls eine Fülle von Problemen.

Für unsere Erörterungen ist jedenfalls festzuhalten, daß die Verwandtschaft symmetrischer Körperstellen durch einen spinalen Apparat gegeben ist und daß es dahingestellt bleiben muß, ob es daneben nicht noch einen nur körperlich faßbaren corticalen Apparat gebe.

Man könnte hoffen, durch die Untersuchung cerebraler Fälle hier noch um ein Stück weiter zu kommen. Hier liegt zunächst ein Fall von Alloästhesie bei Bulbärapoplexie vor, den KRAMER (2) untersucht hat. Die Übertragung ging von der hypästhetischen nach der gesunden Körperhälfte. Die Störung bezog sich auf Temperatur und Schmerz, welche an der kranken Seite als Berührung aufgenommen werden und auf die „gesunde" als Stich, Kribbeln oder Wärmegefühl übertragen werden (Berührung und Stich werden gleichzeitig wahrgenommen). Wenn in diesem Fall eine Irradiation angenommen wird, so ist die nächstliegende Annahme die, daß sie im Rückenmark stattfinde. Die Annahme, eine vage Schmerzempfindung dringe zum Thalamus oder Cortex und irradiiere dort, ist nicht mit Sicherheit widerlegbar, ist aber recht gekünstelt. Auch psychologisch faßbare Motive für eine Umschaltung des Schmerzreizes auf die andere Körperseite sind nicht gegeben, so daß dieser Fall geeignet ist, die Annahme zu stützen, es liege eine durch das Rückenmark gegebene Verwandtschaft symmetrischer Punkte vor.

Es gibt aber zweifellos noch einen anderen Typus organisch bedingter Alloästhesie bei cerebraler Läsion. In einem Falle von REDLICH und BONVICINI (2) und in einem weiteren Falle KRAMERS (1) von Nichtbeachtung einer gelähmten Körperhälfte wurden die an dieser Körperhälfte ansetzenden Reize an der symmetrischen Stelle der beachteten Körperhälfte verspürt. Allerdings werden wir aus diesen Fällen nichts über den nur „organisch faßbaren" Unterbau des Körperschemas erfahren. Denn wir werden zu ihrer Erklärung das vollentwickelte Körperschema heranziehen müssen.

Es handelt sich in diesen Fällen um einen Verdrängungsmechanismus mit organischen Unterlagen. Das Problem der Nichtwahrnehmung eines durch Herdläsion bedingten organischen Defektes ist zuerst von ANTON (1) aufgeworfen worden; er hat vermutet und zwar sowohl für Fälle von cortical bedingter Blindheit und Taubheit als auch für die Fälle von Nichtwahrnehmung einer gelähmten Körperhälfte, daß der gestörte Hirnmechanismus selbst die Nichtbeachtung verursache. Ein psychischer Bezirk sei gleichsam losgelöst und wie amputiert. Demgegenüber haben REDLICH und BONVICINI (1) betont, daß die Nichtwahrnehmung der eigenen Blindheit dann vorkomme, wenn eine bestimmte Seelenverfassung vorhanden sei. Es sei das keine Demenz schlechthin, sondern ein bestimmt gerichteter Merkfähigkeitsdefekt, der der KORSAKOFFschen Psychose verwandt sei; es handle sich um die Folge der Allgemeinschädigung des Gehirns und nicht um ein Lokalsymptom. Jedenfalls handelt es sich aber um ein Verdrängungssympton, um ein Hinwegsehen, ein Nichtwissenwollen vom eigenen Defekt. Es ist ein Hinwegsehen, das aber zweifellos durch den Herdmechanismus selbst bedingt sein kann. Es ist bekannt, daß bei der sensorischen Aphasie wenigstens im Beginn der Patient unter dem Einflusse seiner Logorrhöe seinen Defekt überhaupt nicht bemerkt, und daß er, nur dem Sprechakte zugewendet, alles übrige nicht sieht. Hier handelt es sich zweifellos um die Folge der unmittelbaren Herdschädigung. Daß der KORSA-

KOFF-ähnliche Verdrängungsmechanismus bei dem Symptom in einzelnen Fällen mitspielt, ist bewiesen durch die Beobachtungen von REDLICH und BONVICINI u. a. Keineswegs haben aber diese Autoren gezeigt, daß der organisch bedingte Herdmechanismus nicht vorkomme, ja dieser dürfte wohl für die Fälle ANTONS, wie das auch ALBRECHT annimmt, in Frage kommen. Jedenfalls muß man sich über die prinzipielle Gleichartigkeit des herdbedingten und allgemein psychischen Verdrängungsmechanismus klar sein, um diesen Dingen näher zu kommen. Die Fälle von KRAMER und REDLICH und BONVICINI dürften allerdings auf dem psychischen Verdrängungsfaktor zu beziehen sein. Jedenfalls setzen aber diese Verdrängungsmechanismen am Körperschema an, und es ist bedeutsam, daß die angeblich nicht existierende Körperhälfte psychologisch mit den anderen zur Deckung gebracht wird.

Damit sind wir aber unmittelbar zu den Fällen von Allochirie gekommen, wenn wir den Begriff der Allochirie zunächst im Sinne von JONES auf jene Fälle beschränken, welche auf hysterischem Boden entstanden sind. Dieser unterscheidet zwischen der Allochirie und der Alloästhesie, welche er fälschlich als eine auf einer Art von Hypästhesie beruhenden Irrtum in der Lokalisation auf Grund von organischer Sensibilitätsstörung und zwar vorwiegend der Lageempfindung bezeichnet. Die Allochirie trennt er in die Allochirie im engeren Sinne: der auf einer Seite angesetzte Reiz wird an der anderen empfunden, die Achirie, bei welcher die Seitigkeit des Reizes überhaupt nicht bestimmt werden kann, und in die Synchirie, bei welcher der Reiz sowohl an der berührten als auch an der entgegengesetzten Körperseite lokalisiert wird. Er schlägt für alle diese Störungen den Ausdruck Dyschirie vor. Auf eine Reihe interessanter Einzelbeobachtungen dieses Autors gehe ich nicht ein und erwähne nur, daß er die Dyschirie regelmäßig von „phrictopathischen" Empfindungen begleitet findet. Als solche bezeichnet er: abnorme Perseveration, Verzögerung der Empfindungswahrnehmung, keine Perzeption wenn gleichzeitig ein normaler Reiz im Bewußtsein ist, Tendenz zur unmittelbaren motorischen Reaktion, unangenehmer Gefühlston, Störung des Gefühls der Zugehörigkeit des betreffenden Körperteiles zur eigenen Person. Diese Kranken haben das Wissen und das „Gefühl" der Körperseite verloren. Oder sie haben das

Gefühl, daß sich beide Körperhälften auf derselben Seite befinden und sich überdecken. Die psychologische Erklärung, die er gibt, gipfelt darin, daß es sich um eine psychologische Dysaggregation der für Hysterie charakteristischen Art handle, die Störung sei ursprünglich ein Defekt der Synthese des Seitigkeitsgefühles, das er als Chirognosie bezeichnet. Auf einem gegebenen Körperteil bezögen sich sowohl sinnliche Perzeptionsgruppen als auch autosomatognostische Gruppen von Erinnerungsgefühlen, zu denen auch das chirognostische gehört. Man sieht, daß die Erklärung von JONES mit der unserigen sehr wohl vereinbar ist, nur halte ich es nicht für richtig, von Erinnerungsgefühlen zu sprechen, denn es handelt sich um eine synthetische Leistung. Zwischen den organisch fundierten und den psychisch bedingten Störungen besteht eine tiefe Gemeinsamkeit. Hier liegt ein neuerlicher Beweis dafür vor, daß die Hysterie und die hysterischen Erscheinungen an Gebilden ansetzen, deren Struktur nur durch das Studium der organischen Hirnerkrankung verstanden werden kann. Die scheinbare Willkür und Regellosigkeit hysterischer Erscheinungen wird so zu einer strengen Gesetzmäßigkeit, deren eines Glied durch das Studium der affektiven Gesetzmäßigkeiten nach FREUD, deren anderes Glied durch das Studium der organischen Bedingungen erforschbar wird. Das Verständnis der Dyschirie im Sinne von JONES ist erst durch die Analyse der Alloästhesie möglich und man muß OBERSTEINER folgend, die Allochirie als Einheit betrachten. Die Allochirie und das Studium der Seitigkeit wird wohl auch später einmal das Verständnis ermöglichen, weshalb hysterische Störungen so häufig halbseitig sind und wenn man sich das über das Körperschema ermittelte vor Augen hält, wird man nicht in den Irrtum BABINSKIS verfallen, die Halbseitenstörungen der Hysterie als Kunstprodukt ärztlicher Untersuchung zu erklären.

II. Das Körperschema der Amputierten.

Die Frage ist bedeutsam, ob das Körperschema nur als körperliches Residuum oder als Vorstellung, sei diese nun kinästhetisch, taktil oder optisch gegeben sei. Daß das Körperschema psychisch repräsentiert ist, diese Anschauung lag den ganzen Ausführungen des vorangehenden Teiles zugrunde. Die Erfahrungen an Amputierten sprechen in diesem Sinne. Daß nach dem Verlust eines

Körperteiles Arm, Bein, Hand, Penis, Empfindungen in dem amputierten Teil auftreten, war seit langem bekannt (vgl. z. B. JAMES). Doch haben erst PICK (5), KATZ und HEAD diese Erscheinung eingehender gewürdigt.

Fall IV. Engelbert Z. 56 Jahre alt. In der psychiatrischen Klinik vom 20. IX. 21 bis 23. IX. 21. Der Pat. kommt wegen einer tabischen Opticusatrophie in die Klinik. Er sieht seit 5 Wochen schlecht, er hat einen Schleier vor den Augen. Lues vor 10 Jahren. Familienanamnese, Vorgeschichte belanglos. Er hat früher vorübergehend durch 3 Monate heftige Magenschmerzen und Erbrechen gehabt. 1913 wurde ihm nach einem Unfall das linke Bein amputiert. Es besteht eine gut verheilte Stumpfnarbe, nach typischer Oberschenkelamputation. In diesem Bein hat er nach der Operation nie Schmerzen gehabt, bis vor 1 Jahr. Seit einem Jahr hat er häufig schießende Schmerzen, die er in den Zehen und in der Ferse des amputierten Gliedes spürt. Auch am Knie empfindet er gelegentlich Jucken. Wenn er jemanden fallen sieht, so hat er eine Schmerzempfindung, die stets in den Zehen des amputierten Beines beginnt und zum Herzen aufsteigt. Wenn er friert, schmerzt ihn die Kälte in den Zehen. Er hat auch ein deutliches Gefühl der distalen Partien, des amputierten Beines, wenn er im Bette liegt. Gleichzeitig hat er auch immer das optische Bild. In der Nacht springt er manchmal auf in dem Gedanken, er habe sein amputiertes Bein noch und stürzt nieder. Etwas Ähnliches tritt dann auf, wenn er ausgleitet. Manchmal hat er das Gefühl, das amputierte Bein sei schwer. Seit 3 Jahren hat er die Empfindung, als ginge er mit dem amputierten Bein auf Filz. Er hat nicht verspürt, daß der Phantomfuß größer oder kleiner geworden sei oder seine Entfernung vom Körper geändert hätte. Wenn er die Zehen und das Fußgelenk des erhaltenen Beines bewegt, so spürt er, wie sich die Zehen und das Fußgelenk des amputierten Fußes mitbewegen. Der Beobachter sieht, wenn er solche Bewegungen am gesunden Bein ausführt, Bewegungen am Stumpf ablaufen. Wenn er das rechte Bein in die Höhe hebt, geht das linke Bein mit in die Höhe. (Hierbei geht der Stumpf in der Tat mit in die Höhe.) Hält man nun den Stumpf nieder, so bleibt das halluzinierte Bein in der Tat liegen. Es kommen viele spontane Bewegungen des Stumpfes vor, bei denen das Bein ohne Rücksicht auf die Exkursionen des Stumpfes, in horizontaler Lage bleibt. Erhält er den Befehl, die Zehen in das Fußgelenk des Phantoms zu bewegen, so bekommt er das Gefühl, daß er es bewegen könne und bewegt gleichzeitig das rechte Bein, und zwar Zehen und Fußgelenk, und die Muskel des Stumpfes spielen. Empfindungen am amputierten Bein sind weder durch Reize am Stumpfe noch durch Reize an der anderen Extremität auslösbar.

Aus dem körperlichen Befund hebe ich nur hervor: tabische Opticusatrophie mit entsprechendem Gesichtsfeld und Visus. Argyll Robertson beiderseitig. Armreflexe +, Bauchdecken, Cremasterreflex + r = l, Patellarreflex rechts +, Achillessehnenreflex +. Bei der Auslösung des rechten Patellarreflexes wird der Stumpf adduziert gehoben. Keine Ataxie, keine Sensibilitätsstörungen. Muß etwas oft urinieren. Wassermann im Blut und Liquor positiv. Starke Zell- und Eiweißvermehrung im Liquor.

An dieser Beobachtung ist auffällig, daß das Phantomglied den Bewegungen der gesunden Extremität folgt und zwar symmetrisch. Man könnte meinen, daß hierbei die Bewegungen des Stumpfes eine Rolle spielen. Diese können jedoch unmöglich das wesentliche sein, denn es fehlte ja die Muskulatur des Unterschenkels völlig und die Oberschenkelmuskulatur ist verkrümmert, aber zum sicheren Beweis kommt noch dazu, daß der Stumpf sehr häufig spontan bewegt wird und daß Bein hierbei gleichwohl seine Lage nicht zu verändern scheint. Es muß also wohl die zentrale Innervation das maßgebende sein, daß beide Beine gleichsinnig bewegt erscheinen. Es wird sozusagen das Bild der intendierten Bewegung und hiermit auch die Innervation an beiden Körperhälften gleichzeitig abgegeben. Hierfür spricht auch, daß die intendierte Bewegung des amputierten Fußes mit einer wirklichen des gesunden einhergeht. Nach den Untersuchungen von CURSCHMANN handelt es sich um ein typisches Vorkommnis. Er hat bei einer großen Reihe von Amputierten Mitbewegungen am gesunden Bein und Arm gesehen, wenn er den Pat. den Auftrag gab, das Phantomglied zu bewegen. CURSCHMANN erklärt die Erscheinung so, daß die erhöhte Anstrengung kontralateral symmetrische Mitbewegungen auslöse. Denn diese treten ja bei Anstrengungen, wie gleichfalls CURSCHMANN nachgewiesen hat, fast regelmäßig zutage. CURSCHMANN hat die Mitbewegungen des Phantomgliedes nicht beachtet. Es handelt sich zweifellos aber um etwas Typisches. Ich konnte solche Mitbewegungen am Phantomglied noch in anderen Amputationsfällen feststellen, die ich dank der Liebenswürdigkeit von Herrn Prof. STRÄUSSLER zu untersuchen Gelegenheit hatte. (MEYER hat sie allerdings vermißt. Doch hatten einige Amputierten den Eindruck, sie könnten die Bewegung der erhaltenen Extremität mit dem Phantomglied nachmachen.) In dem ersten dieser Fälle trat das Phantom (es handelte sich um eine Unterarmamputation) überhaupt nur dann in Erscheinung, wenn der gesunde Arm in Anstrengung versetzt wurde, auch hier konnten die Mitbewegungen des Stumpfes schon deswegen nicht für die Erscheinung verantwortlich gemacht werden, weil auch am Daumen solche Phantombewegungen auftraten. In dem zweiten Falle (einer doppelseitigen Amputation im Armbereich) waren die Mitbewegungen nicht symmetrisch zu der intendierten Bewegung am Phantom, sondern die Bewegung des linken Armes bewirkte immer nur einen Faustschluß am rechten. Zweifellos steht also die Beweglichkeit beider Körperhälften zueinander in einem sehr engen Zusammenhang. Die kontralateral symmetrischen Mitbewegungen beruhen zweifellos auf rein körperlichen Anordnungen, deren Zentralpunkt entsprechend der ursprünglichen Annahme von WESTPHAL die Stammganglien sein dürfte. Die Mitbewegungen des Phantomgliedes könnten nun angesehen werden als die Verarbeitung der Innervationsimpulse. Diese Annahme scheint mir jedoch recht wenig wahrscheinlich zu sein, denn wir haben gar kein Recht, von Impulsen zu Mitbewegungen zu sprechen und es ist kaum anzunehmen, daß die Innervation als solche die Änderung im Körperschema hervorrufe. Viel wahrscheinlicher ist es, daß der Bewegungsentwurf und die cortical-kinästhetische Bewegungsmelodie[1]) der wirklich ausgeführten Bewegung symmetrisch übertragen wird. Hierbei mögen die durch die nie fehlenden Bewegungen des Muskelstumpfes bedingten kinästhetischen Eindrücke unterstützend mitwirken. Daß diese nicht maßgebend sind, geht ja schon daraus hervor, daß in dem ausführlich mitgeteilten Falle das Phantomglied nicht einmal immer in der Richtung des Stumpfes liegt. Daß das Phantomglied und seine Struktur auf komplizierter zentraler Verarbeitung beruht, geht schon daraus hervor, daß unser Pat. die charakteristische Empfindung hatte, er gehe auf Filz. Er empfand also das gleiche wie der Tabiker mit erhaltenem Bein. Es ist übrigens bemerkenswert, daß sich, wie auch die lanzinierenden Schmerzen zeigen, der tabische Prozeß zunächst im amputierten Bein lokalisiert hat. Unser Kranker verspürt Mitempfindungen im amputierten Bein. Ich habe diese Erscheinung zunächst nicht verstanden. Denn die Mitempfindungen sind ja zweifellos zentralen Charakters. Nun habe ich bei den Amputierten, die ich untersucht habe, wiederholt gesehen, daß der Stumpf auch auf ganz entfernt liegende Reize sehr leicht anspricht. Das erinnert an die Beobachtung STRÄUSSLERS, daß bei bestimmten Schußverletzungen peripherer Nerven das periphere Versorgungsgebiet des Nerven bei allen möglichen Reizen sehr leicht mit Schmerzen reagiert. Es mag wiederum bedeutsam sein, daß offenbar symmetrisch gelegene Reize besonders leicht zu derartigen Schmerzen führen.

[1]) Eine exaktere Beschreibung der einschlägigen Vorgänge im Absatz IV.

Das Körperschema der Amputierten. 27

Zwei der Amputierten gaben an, sie spürten die bewegte Zehe des Phantomgliedes unmittelbar am Stumpfe sitzen. Sie schienen sich des Widerspruches gar nicht bewußt zu sein. Da es sich um psychologisch Ungeübte handelte, war es nicht sicher zu stellen, ob das nur taktile Empfindungen und Vorstellungen waren oder ob auch Optisches mit hineinspielte. Letzteres war mir wahrscheinlicher. Offenbar wird hier um den Einfluß der lebendigen Empfindlichkeit des Stumpfes das Körperschema verkürzt. Verkürzungen des Körperschemas bei länger dauerndem Bestehen des Phantomglieds sind ja wiederholt beobachtet. Einer unserer Pat. gab ganz präzise an, daß die (ihm optisch-taktil-kinästhetisch gegebenen) amputierten Hände in letzter Zeit näher an den Körper rückten. Dabei behielten aber die Hände ihre natürliche Größe. Und das führt zu einem weiteren wichtigeren Punkt, offenbar ist ja unser Körper nicht allen Teilen psychologisch gleichmäßig repräsentiert. Wir spüren diejenigen Teile lebhafter, welche in unmittelbarer Berührung mit den Kleidungsstücken stehen. Es fehlen systematische Untersuchungen, wie wir uns den eigenen Körper vorstellen und was an dem eigenen Körper optisch vorstellungsmäßig gegeben sei. Auch über die taktilen und Gemeinempfindungen wissen wir nichts. Diese Psychologie der Körpervorstellung ist aber für die Phantomerlebnisse maßgebend. Zweifellos empfinden wir und erleben wir unsere Hände ganz anders als unseren Unterarm. Und der weniger wichtige Teil des Körperschemas wird offenbar zunächst unterschlagen. Einer der Untersuchten gab ganz präzise an, er habe zunächst am Phantomfuß Knöchel, Zehen und Ferse gespürt. Schließlich verschwand aber das Bewußtsein der Ferse. Zweifellos ein Verhalten, das mit keiner Nervenreiztheorie vereinbar ist und das nur durch den Rekurs auf das Körperschema geklärt werden kann. (Vgl. zu diesem Abschnitt die Untersuchungen von KATZ.)

In der Literatur wird berichtet, daß eine Reihe von Amputierten das Phantomglied verkleinert spüren. WUNDT führt das darauf zurück, daß taktile Wahrnehmungen im allgemeinen bei der Übertragung ins Optische verkleinert werden und daß wir im ganzen ein verkleinertes Abbild unseres Körpers als Körperschema in uns trügen. Mir selbst will es allerdings scheinen, daß hiermit nicht erklärt sei, weshalb denn die Verkleinerung erst allmählich eintrete. Fast will es mir mit KATZ scheinen, als ob an Stelle des Körperschemas des Erwachsenen schließlich das resistentere des Kindes trete. Doch habe ich hierüber kein endgültiges Urteil, weil mir selbst derartige Fälle nicht zu Gesicht kamen. Jedenfalls liegen hier außerordentlich wichtige Probleme, von denen aus eine Psychologie der Hypochondrie möglich sein dürfte. Ich erinnere an die Versuche, welche ich über das optische Vorstellen des eigenen Körpers vor längerer Zeit mitgeteilt habe (4). Hier schließen sich fast immer gesetzmäßig Sensationen an diese Vorstellungen an. Kürzlich hatte ich Gelegenheit, eine Depression bei einer Zwangsneurotischen zu beobachten. Diese Pat. hatte Zwangsgedanken, welche sich auf den Kopf bezogen. Wie kann so ein kleiner Kopf so große Kinder bekommen? Wie können Kinder entstehen, wenn ein Kopf mit dem anderen zusammen kommt? Diese Pat. hatte gleichzeitig die Empfindung, ihr Kopf sei vom Rumpf getrennt. Die Psychoanalyse legt ja mit Recht auf die Anschauung Gewicht, daß der eigene Körper mit Eigenliebe besetzt sei, sie spricht von Narzissmus und es wird gefragt werden müssen, ob nicht das Bild, das man vom eigenen Körper mit sich herumträgt, bei Störungen narzisstischer Art von Bedeutung sei. Hier möchte ich noch auf ein Detail hinweisen. Einer der Amputierten erlebte seinen Arm immer in der gleichen Stellung und es ließ sich wahrscheinlich machen, daß das jene Stellung war, die er hatte als sein Arm durch die Granate zerschmettert wurde. Der gleiche Pat. konnte den im Ellbogengelenk gebeugten Arm durch den Körper hindurchführen, gewiß ein Beweis für die Festigkeit des Phantombildes und zugleich ein Beweis darauf, daß die Bildung der Vorstellung vom eigenen Körper Gesetzmäßigkeiten folgt, welche noch eingehender Untersuchung harren. Jedenfalls zeigt sich, daß die Erscheinungen bei Amputierten nur aus der Psychologie des Körperschemas verstanden werden können, wie dies auch Pick betont hat. Das Phantombild selbst ist ja schon der Ausdruck der Liebe zum eigenen Körper des Unvermögens auf die Integrität des Körpers zu verzichten. Alle diese Amputierten vergessen in der ersten Zeit immer wieder, daß sie amputiert sind, springen, greifen und keiner unserer Amputierter träumte, daß er Hand oder Bein nicht mehr habe. Eine Psychologie der Amputation ist sicherlich eine Aufgabe der Zukunft. Das Phantomglied bedarf sowohl von der Seite der Hirnpathologie als auch von der Seite der Triebpsychologie eingehenderer Beachtung, als ihr bisher geschenkt wurde. Vielfach hat man sich bei der Besprechung dieser Probleme mit der Wendung abgefunden, es handle sich um die Projektion von Schmerzen. Hier ist es aber beachtenswert, daß eine Reihe von Kranken, die ich untersucht habe, gar nicht alle Stumpfschmerzen hinausprojizieren, obwohl es sich ja zweifellos hierbei vielfach um Schmerzen handelt, welche von Nerven ausgehen, die ihre ursprüngliche Endstätte peripherer hatten. Vermutlich spielt in das, was wir Projektion nennen, schon der psychische Faktor mithinein. In dieser Hinsicht ist es bemerkenswert, daß einer unserer Pat. bei Druck auf den Stumpf den Eindruck hatte, es werde die Zehe im Schuh zusammengepreßt. Auch dieser Eindruck kann nur unter weitgehendster Verwendung des Körperschemas zustande kommen. Wir werden hier auch wiederum auf eine Frage verwiesen, deren eingehendere Besprechung vorläufig nicht möglich ist, nämlich die, welche Beziehung denn die Kleidungsstücke zum Körperschema haben.

Man gewinnt bei der Untersuchung von Amputierten den entschiedenen Eindruck, das Phantomglied, wenn es vorhanden ist, sei kinästhetisch-optisch-taktil gegeben. Die Elemente sind teils empfindungs- teils vorstellungsmäßig da. Doch wird das Ganze von einer Wahrnehmungsintention getragen. Doch ist es sicher, daß dieses Erlebnis auf sehr verschiedener Bewußtseinsstufe stehen kann. Bisweilen hat man sogar den Eindruck, es sei nur ein Wissen um den eigenen Körper. Freilich ein Wissen besonderer, lebendiger, voller Art, das zu unterscheiden ist von einem unbelebten, blassem, „totem" Wissen. Auch dieses Problem muß später noch eingehend erörtert werden.

III. Die Autotopagnosie (PICK) und ihre Beziehung zur Praxis.

Ein komplex gebautes Körperschema ist also zweifellos im Bewußtsein. Und dieses Körperschema kann, wie aus unseren Ausführungen hervorgeht, durch organische Erkrankung getroffen werden. Machen wir uns an der Hand des Falles von GOLDSTEIN und GELB die Folgen klar, welche die vom optischen her erfolgende Störung des Körperschemas haben muß. Der Pat. war bei geschlossenen Augen außerstande, den Arm nach dem Kopf zu bewegen, er konnte nicht nach der Krawatte greifen, die ja zum eigenen Körper in bestimmter Lagebeziehung ist. Ja noch mehr. Da das Bild des eigenen Körpers auch offenbar nötig ist [1]), um eine Bewegung zu beginnen, war er auch gar nicht imstande, bei geschlossenen Augen eine Bewegung zu beginnen, was ihm sofort und leicht gelang, wenn er die Augen öffnete und nun auf optischem Wege ein Körperbild erlangte. Bemerkenswerterweise konnte der Pat. auch bei geschlossenen Augen durch Muskelbewegungen, durch Tastzuckungen sich eine ungefähre Orientierung über seine Glieder verschaffen. und dann eine Bewegung beginnen. Auf ähnliche Weise gelang es ihm auch, eine Stelle zu eruieren, an der er berührt worden war. Durch Tastzuckungen brachte er den taktilen Eindruck mit dem kinästhetischen zur Deckung und war imstande, gute Lokalisationsbewegungen auszuführen. GOLDSTEIN und GELB schreiben der Tastempfindung an sich keine besondere lokale Färbung zu, sondern nehmen an, daß diese durch kinästhetisches Residuum entstehe. Diese rufe normalerweise von dem Außenreiz in Wirksamkeit versetzt, die entsprechende optischen Eindrücke hervor. Ihr Pat. ersetzte nun den optischen Zufluß teilweise durch Tastzuckungen, ohne eine genauere räumliche Vorstellung zu haben. Nach Ansicht der Autoren wird da ein ursprüngliches Hilfsmittel der Lokalisation aktiviert. Aber wie dem auch sei, jedenfalls ist hier die bedeutsame Rolle des optischen Körperbildes festgestellt.

Es gibt eine andere Störung der Orientierung am eigenen Körper, die PICK als Autotopographie bezeichnet.

Diese Pat. sind ratlos, wenn sie Teile ihres eigenen Körpers zeigen sollen. Als die erste (4) der von ihm beobachteten Pat. nach dem rechten Ohr greifen soll, tut sie es, als sie aber auch das linke Ohr zeigen soll, denkt sie nach, sucht auf dem Tische herum und fährt erst nach mehrfachen Aufforderungen nach dem linken Ohr. Als der gleiche Versuch beim linken Auge zunächst mehrfach erfolglos bleibt, sagt sie: „Ich weiß nicht, ich muß es verloren haben." Aber auch bezüglich anderer Körperteile besteht die gleiche Störung. So aufgefordert, die Hände zu zeigen, sucht sie diese auf dem Tisch und sagt: „Nirgends! Um Gottes willen, ich habe sie verloren, sie müssen aber doch da sein!" Auch die Orien-

---

[1]) Nach MARTIN treten beim Bewegungsbeginn Vorstellungen (optische und kinästhetische) stets stärker hervor.

Die Autotopagnosie und ihre Beziehung zur Praxis. 31

tierung nach rechts und links ist verloren, sie weiß nicht, wo rechts und links am eigenen Körper ist. Bemerkenswerterweise verwendet auch diese Pat. halbwillkürliche Bewegungen, um sich zu orientieren, ähnlich einem Falle von BADAL, der sich erst dann über rechts und links orientieren konnte, wenn er sein Kreuz mit der rechten Hand schlug. Die Orientierung an Kopf und Rücken, Körperteile, die für gewöhnlich außerhalb des optischen Wahrnehmungsbereiches fallen, war in diesem sowie in einem anderen ähnlichen Falle PICKS (6) außerordentlich schlecht. Bei einer Hysterie war sogar die Störung auf den Rücken beschränkt (3). In den beiden PICKschen Fällen handelt es sich um diffuse Hirnerkrankungen (Senile Demenz, Paralyse, epileptischer Dämmerzustand), ebenso in den Fällen von ROSENBERG, der sein Hauptaugenmerk darauf gerichtet hat, daß in diesen Fällen auch die Orientierung in bezug auf rechts und links gestört ist. ROSENBERG verweist bereits darauf, daß die Störung deutliche Ausläufer ins Gebiet der Praxie zeigt.

Offenbar handelt es sich um Hemmungen der optischen Körperbilder. Auch hier möchte ich nicht von einem Ausfall sprechen. Auch PICK betont, daß unregelmäßige Verteilung der Aufmerksamkeit diese Störung deutlicher in Erscheinung treten lassen können.

Wir können bereits auf Grund der Untersuchung von PICK gewisse Vermutungen über die Lokalisation dieser Prozesse äußern. Bei einem der PICKschen Fälle zeigte sich die eigentümliche Erscheinung, daß der Kranke beim Greifen nach dem Gegenstand meist dahinter, gelegentlich auch daneben greift, zuweilen den betreffenden Gegenstand überhaupt nicht mehr zu sehen scheint. PICK (7) hat diese Lokalisationsstörungen bereits im Jahre 1898 auf doppelseitige Läsion des Parietallappens bezogen. Eine Auffassung, welche sich durchgesetzt hat, insbesondere da auch von ANTON (2) und HARTMANN beweisende Beobachtungen gebracht wurden. In dem Fall von ANTON verlor der Pat. die Fähigkeit, zwischen rechts und links zu unterscheiden. HARTMANN hat diese Unfähigkeit zwischen rechts und links zu unterscheiden, in einer Reihe von Fällen angetroffen, welche ebenfalls auf die parieto-occipitale Region zu beziehen waren. Jüngst hat PÖTZL (2) in einem Falle mit Läsion des unteren linken Scheitelläppchens eine Unsicherheit in der Wahl zwischen rechts und links beobachtet. Die Pat. war unfähig, sich klar zu machen, wo die rechte und die linke Hand sei und irrte sich, auch wenn sie sich nach der linken oder rechten Seite des Raumes zu wenden hatte. PÖTZL schreibt folgendes:

„Die Unsicherheit zwischen rechts und links konnte, streng genommen, weder als eine rein motorische Störung noch als eine rein sensorische bezeichnet werden. Sie erschien vielmehr eigentlich wie eine fortwährende Umwandlung sensorischer Ausfallserscheinungen in motorische auf dem Wege über besondere Gefühlsstörungen, die sich immer nur dann einstellen, wenn die Pat. zwischen einer Aktion mit der linken und mit der rechten Hand zu wählen hatte. Im extremen Fall eines mehr amnestischen Charakters ihrer Reaktion erklärt sie, nicht das Gefühl zu haben, welches die rechte und welches die linke Hand sei: es vergessen zu haben. Im extremen Fall, in dem diese Störung ganz einer vorübergehenden Lähmung gleicht, erklärt sie, die Hand nicht bewegen zu können, sie sei wie gelähmt; das konnte die rechte Hand, aber auch die linke Hand betreffen. Später aber führte sie die geforderten Bewegungen mit der linken oder mit der rechten Hand aus und erklärt, es sei ihr später eingefallen, wo die betreffende Hand sei, und damit sei die Lähmung von ihr gewichen. In der Mitte zwischen diesen beiden Extremfällen standen Reaktionen, in denen die Pat. zu fühlen angab, wie mit der Unsicherheit, ob rechts oder links zugleich sich eine Schwere in der Hand ihr fühlbar entwickelte. Die ganze Störung hatte also Ähnlichkeit mit der Greiflähmung mancher Apraktiker (LIEPMANN); sie unterschied sich aber von diesen durch ihre eindeutige Zuordnung zu der bestehenden Unsicherheit zwischen Rechtsentwicklung und Linksentwicklung, während die Greiflähmung der Apraktiker sich z. B. dann einzustellen pflegt, wenn sie aus einer ihnen sichtbar gegebenen Mannigfaltigkeit von Dingen ein bestimmtes Objekt auswählend ergreifen sollen."

Jedenfalls ist ja die Orientierung nach rechts und links im Raume von der Orientierung am eigenen Körper weitgehend abhängig und Destruktion des Körperschemas kann auch Störungen der Rechts- und Linksorientierung mit sich führen. Sowohl ROSENBERG als auch PÖTZL deuten aber bereits an, daß die Praxie an dieser Verwechslung zwischen rechts und links teilhaben könne. Im Einzelfall mag es freilich schwierig sein zu entscheiden, ob Störung der Praxie oder agnostische Störung des Körperschemas vorliege[1]). So in dem folgenden Falle.

Fall V. Dr. Karl S. In die psych. Klinik aufgenommen am 15. III., gest. am 26. III. 23.

Der Pat. ist bei seiner Aufnahme ablehnend, so daß über die Vorgeschichte nur wenig ermittelt werden kann. Aus dem ärztlichen Bericht geht hervor, daß die Erkrankung mit einer Hemianopsie eingesetzt hat und zwar relativ kurze Zeit vor der Aufnahme. Die Untersuchung ergibt: Eine rechtsseitige Hemianopsie mit einer makulären Aussparung von $5—10°$. Die rechte Papille ist leicht verwaschen und zeigt eine leichte venöse Hyperämie. Eine gröbere Sehstörung scheint nicht zu bestehen. Im übrigen läßt sich bei der körperlichen Untersuchung kein pathologischer Befund nachweisen. Wassermann im Blute und Liquor negativ, geringe Zell- und Eiweißvermehrung im Liquor. Der Pat. ist paraphasisch und zeigt agraphische und dyslektische Störungen. Die Untersuchung ist durch das ablehnende Verhalten des Pat. erschwert, er betont fortwährend, er wolle nicht hier bleiben, es nütze ohnedies nichts. Dabei zeigt die Spontansprache häufiges Suchen nach Worten, Perseverationen, Versprechen, Verlegenheitsbezeichnungen. Das Sprachverständnis zeigt, soweit sich ermitteln läßt, keine gröberen Störungen. Vorgezeigte Gegenstände bezeichnet er nicht. Als er zeigen soll, wie man mit einem Thermometer die Temperatur mißt, sagt er: ,,Dadurch, daß ich ihm wiege, nicht wiege, nicht messe, wird die Temperatur höher." (Der Pat. hat vorher mit einer Löschwiege richtig hantiert.) Nimmt ganz unzweckmäßigerweise ein Fläschchen in die Hand, manipuliert mit diesem und dem Thermometer. Auch sonst zeigen sich apraktische Störungen. Er liest sehr schlecht, so z. B ein A als sechzehn, ein M als sechs. Gelegentlich wird ein Wort richtig gelesen. Zahlen werden im allgemeinen besser gelesen. Wenn er schreiben soll, kommt ein apraktisches Gekritzel zustande, aus dem sich gelegentlich einzelne Buchstaben klar herausheben.

Am 21. III. kann eine etwas eingehendere Untersuchung vorgenommen werden. Die Spontansprache wiederholt immer wieder in gleicher Weise: ,,Ich weiß auch nicht, ich habe gar keine Möglichkeit, ich kann nicht mehr denken." Dazwischen kommen gröbere Paraphasien. Auf die Frage nach seinem Beruf: ,,Gehalt war ich (denkt lange nach) ja ich war früher, war ich, war ich, früher war ich, früher hatte ich als Beruf (was?) Magistrat, ich war von Beruf aus war ich natürlich bei der Gemeinde."

Als er eine Trompete bezeichnen soll: ,,Ich kanns nicht sagen, nein ich kann nicht mehr sagen, ich weiß, es ist alles aus." Auch nachdem er die Trompete in die Hand genommen hat, erfolgt keine Auskunft. Er hat die Tendenz, gezeigte Gegenstände in die rechte Hand zu nehmen, kann sie aber auch dann nicht bezeichnen. Als ihm z. B. eine Zange gezeigt wird, greift er sofort danach, faßt sie: ,,Ja, ich kenn ja alle Gegenstände nicht mehr, ja, ich weiß, was das ist, ich hab alles vergessen, ich mußte vorsichtig sein."

---

[1]) Vgl. hierzu auch die allgemeinen Bemerkungen des Schlußabsatzes.

(Ist das eine Lampe?) ,,Ja, wahrscheinlich." (Ist das ein Hammer?) ,,Es kann sein." (Ist das eine Zange?) ,,Kann auch sein." Macht fortwährend Zeigebewegungen mit der rechten Hand.

Der Pat. spricht auch längere Sätze einwandfrei nach.

Einfache Aufforderungen (Zunge vorstrecken, Augen schließen, Feder vom Tisch nehmen) werden befolgt. (Können die Nachtwächter fliegen?) Verständnislos, malt mit den ausgestreckten Fingern der rechten Hand in der Luft und als ihm eine Feder in die Hand gegeben wird, nimmt er sie umgekehrt und macht wieder Kritzelbewegungen. ,,Ich glaube schon." (Sind die Kühe blau?) ,,Die Kühe blau (lacht), die haben alle möglichen, die sind natürlich nicht blau, alle möglichen grün."

Der Pat. sagt prompt das Vaterunser auf und zählt prompt.

Der Pat. knöpfelt sowohl mit der rechten als auch mit der linken Hand geschickt auf und zu. (Wo ist rechts?) Streckt den rechten Arm vor. Er ist auch imstande, rechts und links im Raum zu bezeichnen. (Heben Sie den linken Arm in die Höhe!) Hebt den rechten Arm. Da er auf Aufforderungen häufig nicht reagiert, müssen ihm die einzelnen Aufforderungen gelegentlich vorgemacht werden. (Nase zeigen) +, (Ohr zeigen) +, (lange Nase machen): Faßt mit beiden Händen nach dem Ohr und sagt, das ist rechts und das ist links. (Salutieren rechts und links) +. (Drohen) macht mit der rechten Hand einige schlagende Bewegungen ohne Faustballung. Als er links drohen soll, faßt er die Hand des Referenten, bewegt sie wie drohend hin und her und sagt: ,,Wenn Sie das drohen nennen." Aufgefordert zu winken, zieht er den Untersucher an sich heran und legt dessen Kopf an seine Schulter. (Lange Nase machen rechts und links) Faßt sowohl rechts als auch links die Nase zwischen Daumen und Zeigefinger. (Fliegenfangen) Faßt nach dem Tischtuch, gibt den Daumen zum Zeigefinger und macht dann mit der Hand Schlagbewegungen. Immer wieder greift der Pat. nach Gegenständen. So faßt er nach einem Buch auf dem Tische, schlägts auf und blättert darinnen. Als der Pat. den rechten Daumen zeigen soll, faßt er nach der Hand des Referenten, spielt mit dessen Fingern und ist nicht durch Aufforderung dazu zu bringen, seinen Daumen zu zeigen. Als der Referent eine lange Nase macht und den Pat. auffordert es nachzumachen, greift er nach der Hand des Referenten: ,,Ich kanns ja nicht machen." Greift mit der linken Hand flüchtig nach der Nase und macht mit der rechten Hand Schreibbewegungen; als er drohen soll, greift er wieder nach der Hand des Referenten und schüttelt diese. Auffallenderweise hat der Pat. lebhafte und adäquate Gesten.

Als er den Nagel mit dem Hammer einschlagen soll, nimmt er den Nagel in die rechte Hand und beginnt zu kritzeln. Nach einem Glas faßt er richtig, sowohl mit der rechten als auch mit der linken Hand, gießt auf Aufforderung prompt aus. Eingießen aus einer Flasche erfolgt rechts richtig, mit der linken Hand gießt er zuerst etwas daneben.

Lesen ist so gut wie völlig unmöglich, er buchstabiert das Wort ,,Bau" als n t n. Zum Schreiben ist er nicht zu bringen. Der Pat. ist etwas benommen.

Am 23. III. ,,Vier oder fünf Tage habe ich nichts bekommen von einzelnen Gesetzen, es tut so weh." Als er aus einer Reihe von Gegenständen einen heraussuchen soll, weigert er sich: „Ich weiß gar nichts." Als er es schließlich doch tut, macht er mehrfach Fehler.

Es wird nun eingehend des Nachahmen von Bewegungen geprüft.

Rechten Daumen zeigen:	Haut mit der gestreckten rechten Hand in die Luft.
Salutieren:	
Lange Nase machen:	Faßt nach der Nase des Referenten. Dann faßt er bald mit der linken, bald mit der rechten Hand nach der Hand des Referenten.
Nasezeigen:	Faßt die Nase des Referenten.
Nach nochmaligem Vormachen links +.	Rechts kommt es zu einem hilflosen Fassen der Hand des Referenten.

Als ihm mit Worten der Auftrag gegeben wird, das Auge des Referenten zu zeigen, befolgt er es prompt. Als er sein eigenes zeigen soll, zeigt er immer nach dem Auge des Referenten. Während er ohne weiteres dazu zu bringen ist, Körperteile des Referenten zu zeigen, zeigt er eigene Körperteile nicht. Als ihm eine Bürste in die Hand gegeben wird und er sich bürsten soll, bürstet er immer wieder den Referenten ab, aber nicht sich selber. Er ist auch nicht durch Gesten dazu zu bringen, seinen Hut abzubürsten, wohl aber bürstet er den Referenten ab. Das ausführliche Protokoll zeigt immer wieder das gleiche; er ist sogar verbal dazu zu bringen, Auge, Nase, Ohr des Referenten zu zeigen, nicht aber seine eigenen Körperteile.

Salutieren (verbal):	Hebt die rechte Hand in die Höhe und setzt sie nicht an.
Nach Vormachen:	Setzt die Hand an die Stirn des Referenten. „Sagen Sie mir, bleibt das, ich kann ja nichts vergleichen."
Drohen Sie:	Steife Drohbewegung. Dann faßt er die Hand des Referenten, zieht ihn zu sich und macht schüttelnde Bewegungen mit dessen Arm.

Als ihm ein großer Spiegel vorgehalten wird und er vor diesem seine Nase zeigen soll, versucht er zunächst nach dem Spiegel zu fassen; dann faßt er zunächst mit der linken, dann mit der rechten Hand sein Ohr und wischt an ihm.

Der Referent stellt sich jetzt hinter den Pat. und macht diesem die Bewegungen vor, die dieser jetzt im Spiegel sieht.

Salutieren rechts:	Macht es nach und macht eine Wischbewegung dazu.
Lange Nase machen:	Faßt mit zwei Fingern gegen seine eigene Nase.
Auf das Auge zeigen:	Zeigt auf das Auge, sodann auf seine Nase.
Gekreuzte Reaktionen:	
Rechte Hand, linkes Ohr:	Wischt mit der linken Hand sein linkes Ohr.
Linke Hand, rechtes Ohr:	Rechte Hand, rechtes Ohr.

Lange Nase machen mit beiden Händen:	Faßt mit einer Hand wischend nach der Nase.
Winken rechts:	Wischt sehr steif und ungeschickt.
Winken links:	Er blickt hierbei auf die linke Hand des Referenten, die etwas weiter vorgestreckt ist, ergreift diese und beginnt mit ihr zu winken.
Rechte Hand, rechtes Auge:	Mit der linken Hand gekreuzt zum rechten Auge.
Linke Hand, linkes Auge:	+. Nur setzt er nicht genau am Auge an.

Objekthantierungen.

Nageleinschlagen:	Faßt den Nagel mit der rechten, wischt damit, macht Schreibbewegungen mit dem Nagel. Bastelt am Hammer, wischt hilflos.
Nach Vormachen:	+, aber mit der Breitseite des Hammers.

Als er nun den Nagel mit einer Zange herausziehen soll, macht er Bewegungen, als wollte er die Zange zerlegen. Auch nachdem ihm die Handlung vorgemacht wurde, ist er nicht imstande, den Nagel herauszuziehen, läßt die Zange fallen und arbeitet wieder hilflos an ihr herum, als sie ihm noch einmal gegeben wird.

Als er jetzt gefragt wird: „Wo haben Sie ihr Knie?", faßt er nach dem Knie des Referenten, obwohl dieses unter dem Tischtuch des Tisches, an dem er protokolliert, verborgen ist.

Alle diese Reaktionen wiederholen sich immer wieder, besonders das Winken und Drohen mit der Hand des Referenten. Eine eingehendere Prüfung des Schreibens ergibt jetzt folgendes: Als er den Namen schreiben soll, sagt er: „P r s" und schreibt einige andere Buchstaben neben Gekritzel. Als nun A diktiert wird, malt er einen entstellten Buchstaben hin. Auch bei Zahlen versagt er in ähnlicher Weise. Als er „Wetter" abschreiben soll, liest er Väter und kritzelt ungeschickt ein V und ein A. Auch Zahlen gehen nicht besser.

Schon am 24. III. ist der Pat. so benommen, daß er nicht mehr untersuchbar ist. Exitus am 26. III. Die Obduktion ergab einen etwa pflaumengroßen Tumor (vermutlich Tuberkel) an der Grenze zwischen Gyrus lingualis und hippocampi sitzend, der Tumor hat die Wachstumsrichtung nach oben, hat den Ventrikel komprimiert und hat ein starkes Ödem gesetzt, das im tiefen Mark der Parietalwindungen am ausgeprägtesten ist, aber bis an die hintere Zentralwindung reicht, Gyrus supramarginalis und angularis erscheinen besonders abgeplattet, doch ist auch der Temporallappen zweifellos oedimatös durchtränkt und stark abgeplattet, ebenso das linke obere Scheitelläppchen. Auch am übrigen Gehirn sind die Windungen, wenn auch lange nicht in ähnlichem Ausmaß, abgeplattet.

Die Erkrankung beginnt mit einer Hemianopsie, zu der sich bald Agraphie und Alexie gesellt. Gleichzeitig treten Paraphasien und Störungen der Wortfindung und Störungen des Wortverständ-

Die Autotopagnosie und ihre Beziehung zur Praxie. 37

nisses auf, welche allerdings nicht den Grad der Störung der Wortfindung erreichen. Apraktische Störungen fallen auf; sie betreffen sowohl die Objektpraxie als auch Ausdrucksbewegungen und Bewegungen, welche gegen den eigenen Körper gerichtet sind. Diese Störung tritt besonders deutlich hervor. Mit ihr haben wir uns auch vorwiegend zu beschäftigen. Wenn der Pat. seine Augen zeigen soll, so zeigt er nach den Augen des Untersuchers und es ist nun die Frage aufzuwerfen, ob es sich hierbei nicht um eine gnostische Störung im Sinne von Pick handle. Hiegegen spricht nicht, daß wesentliche objektagnostische Störungen nicht vorhanden waren (der Pat. hantierte mit Glas, Streichhölzern im allgemeinen richtig und die Fehlreaktionen können zwanglos auf die sensorische Aphasie auf die Benommenheit und auf die apraktischen Störungen zurückgeführt werden). Es könnte sich ja um eine agnostische Störung in bezug auf den eigenen Körper handeln im Sinne von Pick und Rosenberg. Auch Pick hat ja bei seinen Fällen beobachtet, daß der Pat. den geforderten Körperteil am Untersucher zeigt. Wichtig erscheint mir, daß der Pat. außerstande ist, Bewegungen nachzuahmen. Er ist häufig nicht imstande zu drohen, auch wenn ihm die Bewegung vorgemacht wird. Ja, er droht mit der Hand des Referenten. Ähnlich beim Winken. Offenbar ist ja für die Ausdrucksbewegung des Drohens die Aktivierung des Körperbildes nötig. Aber dieses ist zweifellos auch nötig für den Bewegungsbeginn als solchen, denn nach Goldstein und Gelb kann ohne solche eine Bewegung nicht begonnen werden. Da aber die Bewegung ohne Schwierigkeit beginnt, anderenteils aber nicht in die Drohbewegung umgesetzt werden kann, muß also wohl ein apraktisches Moment vorliegen. Daß der Pat. apraktisch ist, darüber kann ja kein Zweifel sein. Der Pat. bewegt sich steif, ungeschickt. Statt eine lange Nase zu machen, faßt er die Nase zwischen Daumen und Zeigefinger. Wenn ihm Bewegungen vom Ref., der hinter ihm steht, im Spiegel vorgemacht werden, so wiederholt er sie, fügt aber Wischbewegungen hinzu. Bei diesem Versuch wird der Drang, im Außenraum zu handeln und nicht am eigenen Körper allein, besonders sinnfällig, er faßt nach der Hand des Untersuchers, die er im seitlichen Gesichtsfeld sieht und droht und winkt wieder mit dieser. Einmal faßt er statt nach dem eigenen Körperteil nach dem des Spiegelbildes. Er hat überhaupt den Drang, im Außenraum etwas zu tun, streckt seine Hand vor und greift mit ihr nach Gegenständen. So scheint es nun sicher zu sein, daß der Pat. apraktische Störungen hat, und daß die Störung der Praxie am deutlichsten hervortritt, wenn er bei der Praxie das Bild des eigenen Körpers verwenden soll. So bürstet auch der Pat. sehr wohl den Referenten ab, nicht aber sich selber. Auch hier scheint eine apraktische Störung vorzuliegen, wenn auch bei der Kompliziertheit des Falles nicht ausgeschlossen werden kann, daß eine autotopagnostische Komponente mit hineinspielt. Vielleicht ist diese sogar von Bedeutung. Immerhin scheint mir auch das Bestehen einer praktischen Störung in bezug auf den eigenen Körper gesichert zu sein, welche damit in Zusammenhang steht, daß ein vorhandenes Körperbild nicht im Handeln verwertet werden kann. Eine besondere Schwierigkeit bot die Untersuchung dieses Falles wegen des psychischen Verhaltens, der Benommenheit und der Störung des Sprachmechanismus. Aber ich verfüge über ein größeres Material von Beobachtungen, welche meiner Überzeugung nach nur als Mangel der Verwertung des Körperbildes im Handeln gedeutet werden können. Sie beziehen sich auf die Rechts- und Linksorientierung des Körpers.

Schon der Rekrut ist sehr häufig nicht imstande, sein Wissen von rechts und links in die Handlung umzusetzen und es auf den eigenen Körper zu übertragen. Wenn er auch weiß, wo rechts und links ist, ist er sehr häufig außerstande, eine gesonderte Bewegung mit der rechten oder linken Körperseite durchzuführen. Wäre es denkbar, daß er zwar die geforderten Begriffe hat, daß aber die Begriffe nicht genügend sicher sitzen? Die kleine Komplikation der Aufgabe, gleichzeitig den Begriff rechts und links zu denken und auch zu handeln würde bereits genügen, um das Wissen unwirksam zu machen. Derartiges ist gewiß denkbar. HEAD (2) hat bei seinen Aphasieuntersuchungen folgende Probe verwendet. Die Pat. erhalten die Aufgabe, bald mit der rechten, bald mit der linken Hand das rechte oder linke Auge und Ohr zu zeigen. Sehr viele Pat. machen hierbei mehr oder minder grobe Fehler. Nach HEAD ist zur Durchführung ein gutes Wortverständnis notwendig. Merkwürdigerweise wird der gleiche Fehler aber auch begangen, wenn man sich dem Pat. gegenüber setzt und selbst diese Bewegungen ausführt und den Auftrag gibt, der Pat. solle das, was der Untersucher mit seiner rechten Hand macht, gleichfalls mit der rechten Hand ausführen usw. Stellt man sich jedoch hinter die Pat. und sieht der Pat. die Bewegungen, welche der Untersucher macht in einem vorgehaltenen Spiegel, so ist er sehr gut imstande, die Bewegungen einwandfrei nachzuahmen. HEAD führt diesen Unterschied darauf zurück, daß die Pat. das zur Durchführung beim Gegenübersitzen auch ein „In-Worte-fassen, eine Verbalisation" notwendig sei. Diese Notwendigkeit falle bei den anderen Bewegungen ebenso bei der Nachahmung der Bewegungen im Spiegel weg. Hier habe der Pat. nur einfach nachzuahmen. HEAD hebt auch die besondere Schwierigkeit hervor, welche diese Pat. haben, gekreuzte Bewegungen durchzuführen. Wenn auch nicht bestritten werden kann, daß in den Fällen von HEAD die Störungen bei diesen Versuchen Störungen des „symbolischen Denkens" gewesen sein können, so scheint es mir doch fraglich zu sein, ob nicht in einer Reihe der HEADschen Fälle Störungen des Raumbildes des eigenen Körpers und der Verwendung dieser Raumbilder bestehen. Allerdings ist hierüber kein sicheres Urteil zu gewinnen, da HEAD ausführliche Krankengeschichten nicht mitteilt. In einer Diskussion über Aphasie hat man HEAD mit Recht vorgeworfen, es sei nicht verwunderlich, daß die Pat. eine rechts vorgemachte Bewegung nicht ohne weiteres mit einer Bewegung ihrer rechten Extremität nachmachen könnten, denn die unmittelbare Tendenz ginge ja dahin, die Bewegung der unmittelbar gegenüberstehenden Körperhälfte nachzumachen. Eine Angabe, die ich bestätigen muß und die vielleicht für die Psychologie des Körperschemas und seines Verhältnisses zur Wahrnehmung fremder Körper nicht unwichtig ist. Ich erinnere an meine Beobachtung (5), daß ein Pat. mit verkrüppeltem Arm an allen Personen, die ihm entgegenkamen, Verkrüppelungen der unmittelbar gegenüberliegenden Körperstelle wahrnahm, drehten sie sich um, so war die Verkrüppelung nun auf der anderen Seite des Fremden, aber wiederum unmittelbar gegenüber dem verkrüppelten Arm des Pat. Hier spielt also das Körperschema mit hinein und dieses wird gleichsam auf dem kürzesten Wege nach außen projiziert.

Die Psychologie der gekreuzten Reaktionen scheint gleichfalls von dieser Seite her einer Ergänzung zu bedürfen. Es handelt sich nicht oder nicht nur um verbale Schwierigkeiten. Sondern die Praxis jeder Körperhälfte steht offenbar zu dem gleichseitigen

Teil des Körperschemas von vornherein in Beziehungen (vgl. auch ROSENBERG). Ich nehme vorweg, daß ein später zu erwähnender Fall (XI) folgende bemerkenswerte Reaktion zeigte. Berührte man ihre Stirn und ließ mit der gleichseitigen Hand den Punkt berühren, so gelang das tadellos. Gab man ihr nun den Auftrag, sie solle mit der anderen Hand den gleichen Punkt berühren, so berührte sie den kontralateral symmetrischen Punkt.

Gekreuzte Reaktionen gelingen gelegentlich auch bei Fällen mit gutem Sprachverständnis nicht und ich bin geneigt, in derartigen Fällen eine Alteration des Körperschemas oder dessen Verwertung zu der Praxie anzunehmen. Ich lasse eine einschlägige Beobachtung folgen, welche für die späteren Auseinandersetzungen noch in anderer Hinsicht wichtig sein wird.

Fall VI. Marie W., 52 Jahre. In der Klinik vom 3. III. 1923.
Die Pat. wurde vor einem Jahre operiert (Nierenextirpation wegen eines Hypernephroms). Seit mehr als einem Monat hat sie Kopfschmerzen. Vor dem rechten Auge gingen farbige Kugeln hinauf und hinunter. Die Kopfschmerzen sind vorwiegend links. Mit der rechten Hand greift sie schlecht. Nach der rechten Seite hin sieht sie schlecht. Familienanamnese belanglos. Innere Organe o. B.

Schädel in den hinteren Anteilen klopfempfindlich, besonders links; dort ist auch der Nervus occipitalis druckempfindlich. Gang etwas unsicher. Die Pat. fällt bei geschlossenen Augen etwas nach rechts hinten. Hemianopsie nach rechts mit ausgesprochener makularer Aussparung. Stauungspapille (Schwellung 1,5 D.) Visus 6/9? Jäger 3 wird noch gelesen.

Der neurologische Befund ist im übrigen im Gesamtkörperbereich o. B.
Die Pat. zeigt folgende Störung: Sie greift mit der rechten Hand schlechter als mit der linken, sie verfehlt beim Zeigen und Greifen das Ziel gleichgültig, ob es sich im linken oder im rechten Raum befindet. Der Greiffehler ist nicht sehr groß, er geht kaum über 3 cm hinaus.

Es wird bald zu nah, bald zu fern, bald zu weit nach rechts, bald nach links vorbeigegriffen. Die Störung schwankt in ihrer Quantität, aber nicht in ihrer Qualität. Die Pat. bemerkt ihren Fehler und korrigiert ihn.

Auch wenn man die Pat. die Augen schließen läßt, nachdem sie das Objekt gesehen hat oder wenn man sie bei geschlossenen Augen den Ort des Objektes durch den Tastsinn vermittelt, werden beim neuerlichen Suchen des Gegenstandes mit der rechten Hand viel gröbere Fehler gemacht als mit der linken. Dabei muß betont werden, daß die exakte Untersuchung der Sensibilität (Berührung, Schmerz, Diskrimination, Lokalisation, tiefen Sensibilitäten) und der Motilität nicht die geringste Störung ergibt. Bei Greifaktionen gegen den eigenen Körper ist die Störung nicht nachweisbar.

Die Pat. hat eine fließende Spontansprache, auch das Reihensprechen ist vollkommen intakt. Nur gelegentlich, besonders in der späteren Zeit der Beobachtung, hat die Pat. Schwierigkeiten in der Wortfindung. Die

Die Autotopagnosie und ihre Beziehung zur Praxie. 41

Objektbezeichnung ist vom Optischen her entschieden etwas gestört. So bezeichnet sie erst eine Bürste nach längerem Zögern. Als sie einen Knopf bezeichnen soll, sagte sie, etwas rundes, es fällt mir momentan nicht ein. Dann ein Zuckerl. Erst nach dem Betasten sagt sie, es sei ein Knopf. Als ihr Abbildungen gezeigt werden, zögert sie bei „Schmetterling", sagt: „zuerst, ist es mir eingefallen. Dann hat es momentan ausgelassen." Dabei werden sowohl von der rechten als auch von der linken Hand aus Gegenstände auch von komplizierterer Art, wie eine Petschaft, prompt bezeichnet. Auch bei der Wortfindung vom Akustischen her sind keine Störungen nachweisbar. Hingegen wird vom Begriff aus das Wort nicht ohne weiteres gefunden; so zögert sie lange, bis sie darauf kommt, daß das Taschentuch aus Leinwand gemacht werde und versagte, als sie gefragt wird, woraus eine Flasche gemacht werde.

Das Wortverständnis auch für Kompliziertes weist keine Störung auf.

Lesen: Die Pat. liest Druckschrift in der Art, daß sie buchstabiert. Sie ist außerstande, im Zusammenhang zu lesen. Lederhose liest sie als „Lederhouse, Lederho (Was ist das) Leder... hostie..." Als sie buchstabieren soll „L. E. jetzt hab ichs grad gewußt, jetzt weiß ichs nicht mehr," buchstabiert dann richtig, kommt aber noch immer nicht auf den Sinn des Ganzen. Allmählich dämmert ihr dieser auf.

Worte, die sie richtig gelesen hat, kann sie nicht immer richtig buchstabieren. Statt Volksbildung liest sie Volksbibliothek, dann erst Volksbildung. „Wenn ich geschwind hin und her lese, komme ich besser weg, als wenn ich stehen bleibe." Einfachste geschriebene Aufforderungen befolgt sie, bei schwierigeren versagt sie.

Schrift: Die Pat. schreibt sponten, aber mit Paragraphien. Die gleichen Fehler werden beim Diktat und bei der Abschrift gemacht, sowie auch bei der Übertragung von Druckschrift in Kurrentschrift.

Zeichnen: Die Pat. macht ausgesprochenen Teilungsfehler nach LIEPMANN und KALMUS, und zwar mit beiden Händen gleichmäßig. Der gleiche Fehler zeigt sich auch beim Zeichnen, bei dem aber darüber hinaus noch eine besondere Schwierigkeit beim Spontanzeichnen besteht und kleine Vertauschungen während des Zeichnens. So zeichnet sie einmal die Augenbrauen unter das Auge.

Beim Lesen und beim Schreiben sind Zahlen gegenüber Buchstaben etwas bevorzugt.

Die Praxie läßt keine gröberen Störungen erkennen und zwar sowohl bei Objekthantierungen als auch bei reflexiven Handlungen. Nur ist es auffallend, daß sie bei der Aufforderung mit der rechten Hand nach dem linken Ohr zu greifen, vollkommen versagt, obwohl ihr die Aufgabe 5—6mal wiederholt wird. Auf Vorzeigen gelingt die Sache vollständig prompt. Ebenso mißlingt die umgekehrte Reaktion. Am nächsten und den folgenden Tagen ist die Pat. wiederum nicht imstande, auf verbale Aufforderung hin, die entsprechende Bewegung zu machen. Erst nach Vormachen gelingt es, aber auch da wieder nur unmittelbar nach dem Vormachen.

In diesem Falle (es handelt sich um eine Hypernephrommetastase ins Gehirn) besteht rechtsseitige Hemianopsie, geringfügige

Lese- und Schreibstörungen[1]), geringe Erschwerung der Wortfindung, besonders vom optischen aus, eine Greifstörung, welche bei völlig intakter Sensibilität und Motilität nur einen Arm betrifft. Sie ist einseitig und wohl zu unterscheiden von einer parietalen Greifstörung, wie sie ROTHMANN bei Affen experimentell erzeugte und GERSTMANN u. a. beim Menschen gesehen haben. Sie hat ein Gegenstück in einer Beobachtung von BALINT, in der bei mächtiger parieto-occipitaler Läsion ein ähnliches, aber gröberes einseitiges Fehlgreifen, von BALINT als optische Ataxie bezeichnet, auftrat. Bemerkenswerterweise hatte die Pat. von allem Anfang an den Eindruck, dieses Armes nicht völlig sicher zu sein. Außerdem bestand die oben charakterisierte Störung bei gekreuzten Reaktionen.

IV. Die Verwertung des Körperschemas in der Praxis und die Rechts- und Linkswahl beim Handeln.

Aus der Beobachtung V. wurde es uns bereits wahrscheinlich, daß es auch eine apraktische Störung in bezug auf das Körperschema gibt. Daß also das intakte Körperschema nicht im Handeln verwertet werden kann. Diese Vermutung wird uns durch die nachfolgenden Beobachtungen zur Gewißheit. In allen diesen Fällen ist besonders deutlich, daß die Pat. zwar den Begriff des rechts und links haben, ihn aber im Handeln nicht verwerten können. Das Körperschema hat ja eine Orientierung nach rechts und links. In den Fällen von Autotopagnose z. B., dem von PICK, gelangen die Pat. auf dem Umweg über das Handeln zur richtigen Einsicht, indem sie z. B. ein Kreuz machen und so zur Einsicht kommen, daß die Hand, welche diese Leistung gibt, die rechte sei. In den nachfolgenden Fällen ist gerade im Handeln die sonst richtige Einsicht nicht verwertbar. Drei dieser Fälle habe ich vor dem Krieg in Leipzig beobachtet, die HEADschen Untersuchungsmethoden konnten dementsprechend nicht angewendet werden. 2 Fälle sind auch nach dieser untersucht.

Fall VII. Anna P. In die Nervenklinik aufgenommen am 14. XI. 22. Derzeit noch in Behandlung. 46 Jahre alt. Familienanamnese belanglos. Seit längerer Zeit herzleidend. Am 23. I. 22 wurde sie bewußtlos im Bett gefunden. Nach einigen Stunden weiterhin Hemmung, sie erwies sich als

---

[1]) Sie entsprechen dem von PÖTZL charakterisierten Angularistypus.

Die Verwertung des Körperschemas in der Praxie. 43

gelähmt. Am 25. I. kam sie in die Klinik Chovstek, wo folgendes erhoben wurde. Mitralstenose. Stauungsleber. Lunge o. B. Parese der rechten Hemofacialis. Fast totale Parese der rechten Extremitäten, Sehnenreflexe der rechten Extremitäten gesteigert. Kein Babinski. Nur geringe Beugung im Hüftgelenk möglich. Hypästhesie für Stich und Berührung an der rechten Körperhälfte. Hemianopsie fraglich. Die Pat. ist total aphasisch. Sie versteht auch Aufforderungen nicht. Sie ist alektisch und agraphisch. Gegenstände werden nicht erkannt. Die Pat. zeigt nur die Zunge und perseveriert diese Handlung. Wassermann in Blut und Liquor negativ. Zell- und Eiweißbildung des Liquors ist normal. In den nächsten Tagen bessert sich das Sprachverständnis und es werden einzelne Laute hervorgebracht. Am 15. II. werden leichte, geschriebene Aufträge ausgeführt und Buchstaben erkannt. Die Parese hat sich gleichfalls gebessert.

Am 14. XI. kam die Pat. in die Klinik. Der interne Befund war unverändert. Neurol. Klopfempfindlichkeit der rechten Schädelhälfte. Wirbelsäule o. B. Geruch, Geschmack, Gehör, Visus, Gesichtsfeld, Fundus o. B. Parese im unteren Facialis rechts. Zunge weicht etwas nach rechts ab. Im übrigen sind die mot. Hirnnerven o. B. Keine Doppelbilder, kein Nystagmus. Pupillen, Corneal, Conjunctival, Gaumen, Rachenreflexe + rechts = links. Der rechte Arm wird im Schultergelenk adduziert, im Ellbogengelenk in mäßigem Grade flektiert, im Handgelenk dorsalflektiert, in den Metacarpophalangealgelenken flektiert, in den Fingergelenken gestreckt. Die Beweglichkeit des Armes im Schultergelenk (sowohl Hebung wie die Abduction) eingeschränkt. Auch die grobe Kraft ist in diesen Gelenken nach dem Prädilektionstypus eingeschränkt, auch Hand-Fingermuskulatur ist, wenn auch in sehr geringem Maße, paretisch. Kein Intentionstremor. Keine Parese der Rumpfmuskulatur. Beweglichkeit des Beines ungestört, geringe Herabsetzung der groben Kraft nach dem Prädilektionstypus. Keine Ataxie beim Kniehackenversuch. Es besteht eine wechselnde Hypertonie mäßigen Grades an der rechten Körperhälfte. Beim Gang schleift die rechte Fußspitze am Boden. Keine Gangmitbewegung des rechten Armes. Keine Gleichgewichtsstörung. Armreflexe r > l. Mayer l > r. Bauchdeckenreflexe O, Patellar, Achillessehnenreflex r > l. Keine Kloni, kein Babinski, kein Oppenheim, kein Rossolimo. An der rechten Körperhälfte besteht ausgesprochene Hypästhesie für Stich und Berührung, Temperatur. Die Lageempfindung scheint intakt zu sein. Blase, Mastdarm, Vasomotoren o. B.

Die Pat. hat eine schwere motorische Aphasie.

Spontansprache:

Wie heißen Sie?	To, ta to...
Wie heißen Sie?	to, to to, sagt dann mehrmals im Ton des Sprechens, als würde sie sagen, „ich kann ja nicht sprechen." to to to und zeigt auf ihre Kehle.
Was fehlt Ihnen?	Das gleiche Silbengestammel, zeigt auf den Kopf.
Wie alt?	Zeigt auf die Finger und sagt to...to...to.
Ebenso bei Reihen.	

Die Verwertung des Körperschemas in der Praxie.

Nachsprechen:

Ich heiße Anna P.:	to...to...toma.
Ich heiße Anna P.:	to doda doda, doda.
Ich habe Kopfschmerzen:	doda.. dota...dadoda.
a:	als do.
a:	+.
l:	+.
i:	do.
i:	do.
i:	a.
i:	do.
i:	d.

Dazwischen sagt sie immer wieder doda... doda... doda..., womit sie ihr Nichtkönnen ausdrückt.

o:	dodo..dodas.
u:	dudu.
ab:	jöta, dabei ahmt sie zweifellos die Kürze der vorgesprochenen Silbe nach.

Objektbezeichnungen leistet sie mit den gleichen Lauten wie die Spontansprache. Doch wählt sie unter einer Reihe von vorgelegten Gegenständen den geforderten. **Objektverständnis** ist also gut. Sie ist nicht imstande anzugeben, wieviel Silben ein Wort hat.

Wortverständnis: Die Aufforderungen zum Händeklatschen, zur Türe zu gehen, zu pfeifen, werden aufgefaßt und durchgeführt, soweit sie nicht in das apraktische Gebiet fallen. Bei komplizierteren Aufträgen versagt sie meist, z. B. bei der Aufgabe, im Kreis um den Arzt herumzugehen. Doch leuchtet sie auf Aufforderung einem anderen Arzt mit der Taschenlampe ins Auge. Unsinnige Fragen werden als solche erkannt. Affektiv betonte Fragen werden mit dem entsprechenden Affekt beantwortet.

Lesen und Leseverständnis sind völlig aufgehoben.

Gestenverständnis ist vorhanden.

Schrift: Die Pat. ist außerstande, mit der rechten Hand zu schreiben, wenn sie die rechte mit der linken Hand führt, kommen einige unbehilfliche Kritzeleien zustande. Mit der linken Hand ist die Spontanschrift und das Diktat ein unleserlich apraktisches Gekritzel. Beim Abschreiben werden einzelne Buchstaben mit der linken Hand ziemlich richtig nachgeschrieben. Doch kommen auch hier häufig apraktische Entstellungen vor, Zahlen werden besser abgeschrieben, aber auch hier gelegentlich Entstellungen, gelegentlich korrekte Spiegelschrift. Mit der rechten Hand ist die Pat. schreibunfähig, sie klemmt den Bleistift in die Hand, verliert ihn aber wieder, zittert, fährt aus u. dgl. mehr.

Zeichnen: Die Pat. versagt so gut wie völlig beim freihändigen Zeichnen. Das Nachzeichnen ist viel besser, doch unterdrückt die Pat. gelegentlich ganze Teile der Zeichnungen und ergänzt diese auch nicht, wenn sie die Vorlage zum zweitenmal abzeichnet.

Praxie: Die sensomotorischen Eigenleistungen der Pat. sind gut.

Die Verwertung des Körperschemas in der Praxis. 45

Faust machen, Auf- und Zuknöpfeln beiderseits +. Aufmachen einer Sicherheitsnadel scheitert rechts wegen der Spannung.

Reflexive Handlungen: Als die Pat. mit dem Zeigefinger nach der Nase greifen soll, beginnt sie mit der gespreizten Hand eine lange Nase zu machen, hat dann Schwierigkeiten, den Zeigefinger isoliert zu strecken und greift nicht nach der Nasenspitze, sondern zu hoch (links). Aufgefordert, das gleiche mit der rechten Hand zu machen, isoliert sie zunächst den Daumen und macht mit diesem eine richtige Bewegung. Aufgefordert zu salutieren, beginnt sie mit der rechten Hand wieder nach der Nase zu greifen, macht aber dann die richtige Bewegung, ebenso links, wobei die Bewegung linksseitig noch besser ist. Ein anderes Mal kommt sie, als sie mit der rechten Hand die Nase zeigen soll, zunächst in die Gegend des Ohres und tastet sich dann in der Luft bis zur Nase hin. Ein ähnlicher Fehler wird auch links gemacht. Als sie links salutieren soll, hält sie die Hand verkehrt. Bei der Wiederholung salutiert sie steif. Als sie mit der rechten Hand das gleiche machen soll, salutiert sie wiederum mit der umgedrehten Hand. Als die Pat. schwören soll, hat sie große Schwierigkeiten, die richtige Fingerhaltung zu finden. Diese Schwierigkeiten sind rechts größer als links. Hier ist nicht die Parese schuld, da die Pat. beiderseits schließlich die richtige Fingerhaltung findet. Die Bewegung des Drehens und Winkens ist beiderseits ungeschickt, besonders das Spiel der Finger ist steif. Bei Objekthantierungen aus dem Gedächtnis macht die Pat. grobe Fehler in den ersten Tagen, so klopft die Pat., als sie zeigen soll, wie man Fliegen fängt, mit der linken Hand auf den Tisch, mit der rechten fährt sie über den Tisch, ohne den Faustschluß zu machen. Als sie Werkel spielen soll, spreizt sie die Finger der rechten Hand und senkt und hebt den rechten Arm mehrere Male. Links ist die Bewegung der Drehbewegung angenähert. Die Objekthantierungen aus dem Gedächtnis sind jedoch bei späteren Untersuchungen nur steif und ungraziös. Die Objekthantierungen mit einer und mit beiden Händen vollständig ungestört. Im Gesichtsbereich ist die Pat. imstande, Ausdrucksbewegungen prompt nachzumachen. Als sie pfeifen soll, schnalzt sie mit der Zunge und sagt to, to to.

Bei der bisherigen Beschreibung der Apraxie wurde ein wichtiges Moment nicht in die Darstellung einbezogen. Die Pat. erweist sich nämlich als unfähig, je nach Befehl die rechte oder die linke Extremität zu gebrauchen, trotzdem sie sehr wohl imstande ist zu erfassen, was rechts und links ist. Einige Protokolle seien ausführlich wiedergegeben. Die Pat. hat, wie vorweggenommen sei, eine ausgesprochene Tendenz, rasch, ja vorzeitig zu reagieren. Als die Pat. gefragt wird, wo rechts ist, hebt sie zuerst den rechten und den linken Arm gleichzeitig, dann aber richtig den rechten. Nach der linken Seite gefragt, bezeichnet sie diese sofort prompt. Die späteren Reaktionen sind, wenn man von der Pat. nur nicht eine schwierige Leistung fordert, richtig.

Zeigen Sie den linken Daumen: Zeigt den rechten Daumen.
Also welche Seite ist das? Die Pat. lächelt beschämt und hebt sofort den linken Daumen.

Den rechten Daumen zeigen: Hebt zuerst den linken, korrigiert sich selbst und dann den rechten.

46 Die Verwertung des Körperschemas in der Praxis.

Das rechte Ohr zeigen:	Faßt gekreuzt mit der linken Hand das rechte Ohr.
Zeigen Sie den linken kleinen Finger:	Hebt zuerst die rechte Hand und macht dann die richtige Bewegung.
Zeigen Sie den linken kleinen Finger:	+.
Rechten Daumen:	Zeigt den linken Daumen. Auf Aufforderung zeigt sie aber sofort richtig ihre rechte Körperhälfte.
Rechten Zeigefinger:	Streckt die linke Hand nach der rechten Raumseite zeigend vor.
Rechtes Ohr:	Mit gekreuztem Arm +.
Rechte Hand nach der Nase zeigen:	+.
Rechte Hand aufs linke Ohr:	+.
Mit der linken Hand den Mund zeigen:	Zeigt zuerst mit der rechten Hand, korrigiert sich spontan und zeigt mit der linken Hand nach dem Mund.
Rechte Hand aufs linke Auge:	Zeigt mit der rechten Hand auf die linke Stirnseite.
Mit dem linken Zeigefinger auf die Nasenspitze:	Hebt zuerst die rechte Hand, faßt dann mit dem Daumen der linken Hand die Stirne.
Mit der rechten Hand Streichhölzer nehmen:	÷.
Mit der linken Hand Streichhölzer nehmen:	+.
Wo ist das linke Auge?	+ mit der linken Hand.
Wo ist der rechte Mundwinkel?	+ mit der linken Hand.
Der rechte kleine Finger:	Zeigt zuerst den linken kleinen Finger, korrigiert spontan und zeigt dann den rechten Zeigefinger.
Mit der linken Hand im rechten Nasenloch bohren:	Bohrt mit der rechten Hand im linken Nasenloch, dann mit der linken Hand im linken Nasenloch.
Zwei Tage später: linkes Auge des Referenten zeigen:	Zeigt nach dem rechten.
Dessen linke Hand:	+.
Dessen rechte Hand:	+.
Den eigenen rechten Daumen zeigen:	Unsicher, zeigt zuerst den rechten, dann den linken, dann den rechten Zeigefinger, schließlich den rechten Daumen.

Es werden 2 Stahlfedern vor die Pat. hingelegt, eine rechts, eine links von ihr. Die Pat. irrt niemals, wenn sie die rechte oder die linke Feder nehmen soll.

Rechtes Ohr des Referenten:	+.
Linkes Auge des Referenten:	Zeigt auf das rechte.

Die Verwertung des Körperschemas in der Praxis. 47

Rechtes Auge der Patientin:	Faßt mit der linken Hand danach, aber daneben.
Linke Stirnhälfte zeigen:	+.
Linkes Auge:	+.
Mit der rechten Hand nach dem linken Auge:	+ mit apraktischen Fehlern.
Linke Hand nach dem rechten Ohr:	Will zuerst nach dem linken Ohr, überlegt es sich und dann +.
Rechte Hand nach der Nasenspitze:	Hebt zuerst die linke Hand, dann die rechte schließlich + (ohne neuerliche Aufforderung).
Linkes Ohr zeigen:	Hebt zuerst die rechte Hand, dann mit der linken +.
Mit der rechten Hand lange Nase machen:	Hebt die rechte Hand sofort, isoliert zwei Finger derselben und setzt schließlich den Zeigefinger an die Nase an.
Mit der linken Hand lange Nase machen:	Setzt zu hoch an und sonst +.
Den linken kleinen Finger zeigen:	+ Aber gleichzeitig wird auch der Finger der rechten Hand bewegt.
Rechter Zeigefinger:	+.
Rechter Daumen:	Zuerst der linke gezeigt, stutzt, lacht, korrigiert sich sofort.

Am nächsten Tage: Die Pat. geht auf Aufforderung prompt nach der rechten und linken Seite des Raumes, ohne Fehler zu machen; sie setzt auf Befehl auch prompt den rechten und linken Fuß vor. Dreht sich auch prompt nach rechts und links. Als sie im Anschluß daran aufgefordert wird, den rechten Daumen zu zeigen, zeigt sie zuerst den linken und dann wie beschämt den rechten. Am nächsten Tage ist die Pat., während die übrigen Fehler gleich geblieben sind, imstande, die Körperteile des Referenten mit richtiger Seitenbezeichnung zu zeigen. Das Nachahmen von Bewegungen, wobei der Referent der Pat. gegenüber steht, gelingt nur mit Fehlern, ebenso auch das Nachmachen von Bewegungen, wenn der Referent hinter ihr steht und sie sich und den Referenten im Spiegel sieht. Doch sind diese Fehler selten. Es sind z. T. apraktische Seitenfehler. Die apraktischen Fehler sind ausgiebiger, wenn die Pat. mit ihrer rechten Hand die rechtsseitigen Bewegungen des Referenten nachmachen soll. Als sie das erstemal eine lange Nase mit der rechten Hand nachmachen soll, trifft sie zwar die Seite richtig, ist aber unsicher, ob sie nicht am Spiegelbild ihre Hand ansetzen soll, die überdies noch steif gehalten wird. Als die Pat, an einem der nächsten Tage pfeifen soll, macht sie vergebliche Anstrengungen, indem sie den rechten Daumen zeigt und den rechten Arm beugt.

Wo ist Ihr rechter Arm?	+.
Wo ist Ihr linker Arm?	+. Aber eine geringe Tendenz zunächst den rechten Arm zu heben.

Die Pat. ist imstande, auf Aufforderung einen rechts oder links gelegenen Gegenstand zu erfassen.

48 Die Verwertung des Körperschemas in der Praxis.

Es wird vor die Pat. links eine Kreide und Bleistift hingelegt, rechts eine Kreide und eine Schere.

Nehmen Sie die linke Kreide!	Faßt zunächst nach dem Bleistift +.
Rechte Kreide!	+.

Es werden je links und rechts je ein Thermometer hinzugefügt.

Nehmen Sie den linken Thermometer!	Hebt zunächst den rechten Arm, geht dann mit dem linken Arm zum rechten, dann zum linken Thermometer, den sie richtig zeigt.
Bei der Wiederholung einwandfrei:	+.
Rechte Kreide mit der rechten:	+. Faßt dann auch mit der linken Hand nach der rechten Kreide.
Nehmen Sie mit der linken Hand die Schere!	Greift mit der linken Hand zum Bleistift. Dann +.
Nehmen Sie mit der linken Hand die rechte Kreide:	Nimmt mit der rechten Hand die linke Kreide.
Wiederholung:	+.
Rechte Hand rechten Thermometer:	Faßt mit der rechten Hand nach dem linken Thermometer.
Rechten Thermometer:	+.

Auch sonst zeigt sich, daß die Pat. sehr wohl imstande ist, auf Aufforderung einen rechts oder links gelegenen Gegenstand zu fassen, daß sie aber nicht fähig ist, Aufgaben durchzuführen, in denen die Rechts- und Linksbegriffe zweimal vorkommen.

Es handelt sich also um eine schwere motorische Aphasie, doch ist gleichzeitig eine nicht ganz unerhebliche Störung des Wortverständnisses vorhanden. Das Leseverständnis ist aber so wie das Lautlesen aufgehoben. Die Schrift, die nur mit der linken Hand möglich ist, ist unpraktisch. Außerdem besteht eine rechtsseitige Hemiplegie. Die Pat. hantiert relativ gut mit Objekten. Objekthantierungen aus dem Gedächtnis gehen schlechter. Am schwersten sind jedoch die reflexiven Handlungen getroffen. Die Pat., welche rechts und links sehr gut unterscheidet, geht prompt in die rechte und linke Richtung des Raumes. Sie ist auch ohne weiteres imstande, auf Befehl zwischen einem rechts und links gelegenen Gegenstand zu wählen. Allerdings versagt sie häufig, wenn man ihr den Befehl gibt, zuerst einen rechts und dann einen links gelegenen Gegenstand zu nehmen, also bei komplizierten Aufgaben. Soll sie den rechten oder den linken Daumen zeigen, so versagt sie fast regelmäßig in sehr charakteristischer Art und Weise. Sie zeigt entweder nur den falschen Daumen oder auch beide oder den richtigen, aber einige Zeit später auch noch

Die Verwertung des Körperschemas in der Praxie. 49

den anderen. Die Pat. korrigiert häufig vollständig spontan. Daß natürlich auch apraktische Fingerverwechslungen vorkommen, sei erwähnt. Die Fehlreaktionen erfolgen so oft, daß man den Eindruck gewinnt, die richtige Lösung werde geradezu unterdrückt. Würde die Pat. einfach raten, so käme eine größere Anzahl richtiger Reaktionen zustande. Die Bewegungen des anderen Gliedes erinnern an Mitbewegungen, aber man sieht, daß die beiden Bewegungen auch zeitlich auseinander fallen können. Gelegentlich sind die Bewegungen der rechten und linken Hand verschieden und schließlich wird ja häufig nur die verkehrte Seite gezeigt. KLEIST (2) hat ja auf die Rolle der Mitbewegungen bei Apraxie eingehend hingewiesen und hat auch gezeigt, daß sie sich von den Mitbewegungen der Hemiplegischen unterscheiden. Zweifellos ist aber die Störung unseres Falles nicht nur auf Mitbewegungen zu beziehen, wenn auch die apraktischen Mitbewegungen mit dem hier beschriebenen Phänomen eng verwandt sind. Die Pat. ist also außerstande, eine richtige Seite zu wählen, aber weder deshalb, weil ihr die richtigen Begriffe fehlen, noch deshalb, weil sie ein lädiertes Körperschema besitzt, sondern die Umsetzung des Körperschema ins Handeln ist gestört, es handelt sich um eine apraktische Störung der Seitenwahl. Ich erinnere daran, daß die Pat. die gleichschwere Handlung in bezug auf die Beine durchführen konnte. Ja, sogar beim Heben des Armes erwies sich die Seitenwahl meist als ungestört. Die Tendenz zur vorzeitigen Reaktion, die ich erwähnt habe, beschränkt sich auf die apraktischen Extremitäten.

Außerdem zeigt sich auch bei dieser Pat. eine Störung in der Verwendung des Körperschemas bei Handlungen, welche sich auf den eigenen Körper richten. Sie greift weit neben Auge und Ohr. Zu Beginn treten auch hier Verwechslungen zwischen rechts und links auf, doch schwanden diese bei späteren Untersuchungen.

Vielleicht könnte auch die Schwierigkeit, einen einzelnen Finger zu zeigen, mit der ungenügenden Verwertbarkeit des Körperschemas zusammenhängen.

Es liegt aber näher anzunehmen, hier sei ein Faktor, geschädigt, welcher die Umsetzung des richtigen Bewegungsentwurfs in die Innervation verhindert; ein Faktor, der, wenn auch in anderer gröberer Art, bei Mitbewegungen und bei striären Motilitätsstörungen geschädigt ist. Es ist auch ohne weiteres wahrscheinlich, daß dieser Faktor Beziehungen zum Körperschema hat. Aber immerhin scheint mir diese Beziehung eine entferntere zu sein als die Rechts-linksverwechslung, von der wir gesprochen haben, wobei allerdings daran erinnert werden muß, daß ja die Mitbewegungen auch kontralateral sein können (vgl. hierzu Kapitel II, Fall IV). Bemerkenswert ist in diesem Fall die recht gute Objekthantierung. Doch ist es außerordentlich häufig, wie ich im Gegensatz zu BRUN betonen muß, daß die Störungen bei Handlungen gegen den eigenen Körper stärker hervortreten. Es ist das nicht, wie BRUN annimmt, ein flüchtiges Symptom. Erwähnen wir auch sogleich, daß die Erklärung, welche dieser Autor für diese Erscheinung gibt, nicht zutreffend sein kann. Er führt sie auf Worttaubheit, allgemeine Desorientierung und Störungen der Tiefensensibilität zurück. Ich verweise auf die Protokolle und die folgenden Fälle. Ich wende mich jedoch, bevor ich eine theoretische Würdigung versuche, noch einigen weiteren Beobachtungen zu.

Fall VIII. E. M., Kaufmann, 64 Jahre. Zum ersten Male in die Klinik zu Leipzig aufgenommen am 5. IX. 12. Ich gebe aus der damals angelegten Krankengeschichte nur die wichtigsten Punkte wieder. Es lag eine typische schwere sensorische Aphasie vor. Er sprach spontan, außerordentlich viel. Er antwortet z. B. auf die Frage, wo er jetzt sei: „Jawohl... da müssen wir löschen, das muß doch her, ich kann noch für die Leute schindern. Das kommt schon, passen Sie mal auf, das kommt schon... wenn ich nur das einmal löschen kann, und sehen kann meine ganzen Sachen... das kommt schon von selbst, der liebe Gott wird schon helfen. Werden Sie mal sehen, Verehrtester, das kommt schon... das wär mein Geschmack, mein guter Freund, ein das ist schön zu sehen, das ist abzulöschen, der Struck ist zu löschen." Das Wort löschen stammt daher, daß sein Bett von Speiseresten gereinigt wurde, bevor die Untersuchung begann. Er bezeichnete das als löschen und behielt das Wort perseverierend bei.

Sein Sprachverständnis war schlecht. Er verstand auch einfache Aufforderungen meist nicht.

Objektbezeichnungen meist verbal paraphrasisch, z. B. Löffel als Kamm bezeichnet, während er richtig damit hantiert. Doch kommen gelegentlich richtige Objektbezeichnungen zustande.

Nachsprechen schwer gestört. Die Aufforderung, den Arm in die Höhe zu heben, die Zunge vorzustrecken wird befolgt, wenn es ihm vorgemacht wird. Es bestehen motorische und ideatorisch-apraktische Störungen, die ich durch Beispiele illustrieren will. Als er nach Vormachen eine lange Nase machen soll, macht er bizarre Bewegungen, hält eine Hand einen Meter von der anderen entfernt. Drehorgel spielen, ahmt er in der Weise nach, daß er mit der Hand im Gesicht herumfährt. Die Störung betrifft beide Hände in

Die Verwertung des Körperschemas in der Praxie.

gleicher Weise. Als er eine Kerze anzünden soll, läßt er das Streichholz brennen, bis er sich verbrannt hat. Beim zweiten Male versucht er die Kerze an der Streichholzschachtel anzustreichen, versucht die Kerze in die Streichholzschachtel zu legen. Endlich gelingt es ihm, ein Streichholz aus der Schachtel herauszubekommen. Er versucht schließlich mit dem nicht entzündeten Streichholz die Kerze anzuzünden. Als er eine Zigarre anzünden soll, nimmt er das Streichholz richtig aus der Schachtel, streicht es aber am falschen Rand an, nimmt dann die unabgeschnittene Zigarre, zieht an ihr, legt sie wieder weg, beginnt wieder an dem Streichholz zu hantieren, streicht schließlich richtig an, führt das brennende Streichholz zum Munde und verbrennt sich daran. Ein neues Streichholz führt er wie eine Zigarre zum Munde. Erst als ihm das Streichholz in die Hand gegeben wird, streicht er damit an, aber an dem Messer, das er noch in der Hand hält, steckt dann die unabgeschnittene Zigarre in den Mund und will sie mit dem nichtangebrannten Streichholz anzünden. Er kommt aber nicht dazu, die Gesamthandlung auszuführen. Während des Hantierens gelingt es ihm, Zigarre und Streichholz usw. richtig zu bezeichnen. Auf die weiteren Erscheinungen und auf die Rückbildung desselben gehe ich nicht näher ein, ich erwähne nur, daß er am 23. X. keine wesentlichen Störungen irgendwelcher Art mehr bot. Insbesonders sind die apraktischen Fehlhandlungen geschwunden.

Am 28. VI. 1913 wird er der Klinik neuerdings zugeführt. Er war gestürzt (offenbar in einem Schlaganfall) und hatte sich eine Verletzung am rechten Augenlid zugezogen. Es besteht wieder sensorische Aphasie. Er spricht viel, sehr entgegenkommend und freundlich, stellt gelegentlich Worte um, daneben auch Paraphasien. Gelegentlich werden Sätze häufig wiederholt. „Mir ist nichts weiter vorgebunden" (offenbar statt zugestoßen). Während des Gespräches werden einfache und kurze Anfragen offenbar erfaßt. Er erkennt den Untersuchungskasten wieder. „Das ist das Kästchen."

Bürste:	Kleiderbürste.
Zündholzschachtel:	Kleider, verbessert sich spontan, Streichhölzer.
Löffel:	+, „das sind die bewährten Instrumente voriges Jahr."

Es besteht Tendenz, immer nach den Gegenständen zu greifen. Auch die weiteren Gegenstände werden prompt bezeichnet.

Die Prüfung des Wortverständnisses ergibt:

Sind Nachtwächter grün?	„Nein, ich bin kein Nachtwächter."
Können Nachtwächter fliegen?	„Nein, ich kann nicht fliegen."
Können Nachtwächter fliegen?	„Nachtwächter fliegen, nein, das kann ich nicht."
Wann werden Sie ins Gefängnis kommen?	„Ich, Gefängnis, da bin ich in meinem Leben noch nie gewesen."

Es sind also deutliche Störungen des Sprachverständnisses vorhanden. Auch beim Nachsprechen Störungen.
Reihensprechen prompt.
Leseverständnis und Schrift schwer gestört.

Die Verwertung des Körperschemas in der Praxie.

Die Untersuchung des Handelns ergibt, daß die sensomotorischen Eigenleistungen ungestört sind.

Lange Nase machen rechts:	+.
Lange Nase machen links:	Hebt zuerst den Arm in die Höhe, dann setzt er die Hand auffallend schief an die Nase und zwar an die Nasenwurzel.
Mit der rechten Hand nach der Nase greifen:	Fängt zunächst mit der rechten Hand an, macht aber dann mit der linken Hand eine lange Nase in der früher beschriebenen Art, setzt dann die zur lange Nase gespreizte Hand bald links, bald rechts an die Stirne, mit der linken und rechten Hand wechselnd. Er fällt immer in diese Bewegungen zurück, gleichzeitig bezeichnet er prompt „das hier ist links, das hier ist rechts" die entsprechende Hand hebend.
Greifen Sie mit der rechten Hand nach dem Ohr!	Setzt die linke noch immer gespreizte Hand ans linke Ohr.

Bei Wiederholung der Aufforderung ohne Seitenangabe macht er die Bewegung der langen Nase nach dem rechten Ohr.

Zeigen Sie mit der rechten Hand nach dem Mund:	Faßt zunächst mit der rechten nach der Stirne, setzt dann die Hand in der oben beschriebenen Art an den Mund an.

Als er winken soll, faßt er zunächst mit der Hand nach dem Kopf, als dann die Aufgabe wiederholt wird, fährt er mit der Hand über den Kopf hinunter, wobei eine gewisse Ähnlichkeit zur Wischbewegung vorhanden ist. Fährt dann wiederholt mit der Hand am Kopf hinunter und sagt: „Ich kann hinauf und hinunter winken, wie Sie es wünschen."

Mit der rechten Hand drohen:	+.
Mit der linken Hand:	Hebt den linken Arm steif in die Höhe, aber schließlich ohne Wiederholung der Aufgabe Drohbewegungen.
Salutieren:	+, gibt als Ursache des Versagens immer wieder Ausreden an: „Wenn das eine Ohr eingepackt sei, kann man nicht hören."
Drehorgel spielen:	Beiderseits +.
Kaffeemühle drehen:	Beiderseits +.
Winken:	Zunächst Drohbewegungen, bei Wiederholung der Aufforderung macht er Winkbewegungen mit geschlossener Faust.

Am gleichen Nachmittag wird nach einer Pause die Prüfung fortgesetzt. Die Frage, wo rechts und links sei, wird prompt beantwortet.

Mit der rechten Hand salutieren:	+.

Die Verwertung des Körperschemas in der Praxis.

Mit der rechten Hand nach dem linken Ohr:	+.
Mit der rechten Hand nach dem linken Ohr:	Greift mit der linken Hand nach dem linken Ohr, dann demonstriert er, das ist das linke Ohr, das ist die rechte Hand, trotzdem gelingt ihm nicht, mit der rechten Hand nach dem linken Ohr zu greifen. Auch die andere gekreuzte Reaktion gelingt ihm nicht.

Am 2. VI. wird die Prüfung wiederholt. Sie ergibt folgende Resultate: Rechts und links werden auf Frage prompt gewiesen.

Mit der rechten Hand nach der Nase greifen:	+.
Mit der rechten Hand nach dem linken Ohr greifen:	Greift mit der linken Hand nach dem linken Ohr.

Sagt dazu: „Nun, Herr Doktor, ich habe in meinem Leben alles, was ich getan habe, gut gemacht und Gott wird helfen usw."

Bei Wiederholung der Aufgabe:	Hebt zunächst die rechte Hand, dann die linke und faßt mit der linken Hand nach dem linken Ohr. Dann faßt er mit der rechten Hand nach dem rechten Ohr, endlich gelingt die Ausführung, ohne daß die Aufgabe wiederholt wird.

„Das macht mich so sehr irre mit dem Verband."

Mit der linken Hand nach dem rechten Ohr greifen:	Faßt zunächst mit der linken Hand nach dem linken Ohr, dann mit der rechten Hand nach dem rechten Ohr. Endlich nach einer großen Reihe von Fehlreaktionen gelingt die Ausführung.
Wie grüßt der Soldat?	Macht lange Nase am Auge.
Was habe ich gefragt?	„Wie grüßt der Soldat?" Macht eine lange Nase, schließlich +.
Mit der rechten Hand nach dem linken Ohr fassen:	Wiederholt sich die Aufgabe und faßt mit der linken Hand nach dem linken Ohr.
Lange Nase machen:	+.
Mit der linken Hand nach dem rechten Ohr:	Er zeigt die linke Hand und das rechte Ohr, spontan dazu sagend, das ist die linke Hand, das ist das rechte Ohr und faßt mit der linken Hand nach dem linken Ohr.

Auch als ihm die gekreuzte Reaktion vorgemacht wird, faßt er wieder mit der rechten Hand nach dem rechten Ohr.

Entsprechende Prüfungen wurden häufig mit dem gleichen Resultat wiederholt. Ich gebe die Protokolle nicht wieder, da sie nur das gleiche bringen, wie die bisher mitgeteilten.

Versuchen wir die hier mitgeteilte Beobachtung zu deuten, so läßt sich darüber etwa folgendes sagen. Der Pat. hat bei der ersten Aufnahme das typische Bild einer sensorischen Aphasie gezeigt. Daneben waren ideatorisch apraktische und geringfügige motorische apraktische Störungen vorhanden. Der ganze Symptomenkomplex bildet sich in verhältnismäßig sehr kurzer Zeit zurück. Bei der neuerlichen Aufnahme sind sensorisch aphatische Störungen in geringem Grade vorhanden. Daneben bestehen deutliche apraktische Störungen, die uns hier näher beschäftigen sollen. Diese apraktischen Störungen charakterisieren sich dadurch, daß sie vorwiegend bei reflexiven, das ist gegen den eigenen Körper gerichteten Handlungen auftreten. Objekthantierungen gelingen gut. Doch sind auch bei Handlungen, die aus dem Gedächtnis ausgeführt werden sollen und bei Ausdrucksbewegungen Störungen nachweisbar. Uns soll hier vorwiegend wiederum die Frage beschäftigen, wie es zu erklären sei, daß der Pat. auf Frage zwar die rechte und linke Seite bezeichnen kann, auch die entsprechende gegen den Körper gerichtete Handlung auszuführen vermag, dabei aber unfähig ist, die Wahl der Seite exakt durchzuführen. Zunächst muß ausgeschlossen werden, daß Störungen des Wortverständnisses hier maßgebend sind. Man könnte wieder daran denken, daß die einfache Frage nach rechts und links zwar erfaßt wird, daß aber die kompliziertere Bindung der gleichen Begriffe in einer Aufgabe nicht mehr erfaßt wird. Gegen diese Annahme spricht aber, daß die gekreuzte Reaktion auch dann nicht gelingt, wenn dem Pat. die betreffende Handlung vorgeführt wird. Dieses Verhalten ist nur erklärlich, wenn man annimmt, daß nicht Störungen des Wortverständnisses an der Erscheinung Schuld tragen. Daß einfach perseveratorische Einflüsse die Fehlreaktion hervorrufen, ist deshalb nicht glaubhaft, weil ja die Handlung auch nicht durchgeführt werden konnte, auch wenn sie an erster Stelle gefordert wurde. Ich komme also auch hier zu dem Resultate, daß sich die Störung in dem Rahmen der apraktischen Störungen einfügen muß. Auf einen Punkt ist noch besonders hinzuweisen. Der Kranke war sich seiner Fehlreaktionen nicht entsprechend bewußt. Er war agnostisch in bezug auf die hier dargelegten apraktischen Störungen. Im übrigen konnte von einer Agnosie bei diesem Kranken nicht gesprochen werden. Es bestand weder für Optisches nach für Akustisches eine Störung in dieser Richtung. Immerhin sind eine Reihe dieser Fragen bei diesem Fall nicht mit der wünschenswerten Genauigkeit untersucht. Hier soll die Analyse eines weiteren Falles ergänzen.

Fall IX. F. L., Reisender, 23 Jahre. In die Klinik zu Leipzig aufgenommen am 15. V. 1913. Weihnachten Suicidversuch, war 14 Tage in Herzberge, wo nur Depression, Stottern und geringe Intelligenz konstatiert wurde, wurde nach 14 Tagen nach Hause genommen. War apathisch, mißgestimmt, etwas vergeßlich, zitterte, konnte Messer und Gabel nicht gut unterscheiden. Am 8. V. morgens konnte er sich nicht bewegen, lallte. Dauer der Störung 3 Tage. Konnte wieder, wenn auch ungeschickt, essen. Seither ist er krank.

Die objektive Untersuchung ergab an den inneren Organen keinen wesentlichen Befund. Die Wassermannsche Reaktion im Blutserum war negativ. Die Pupillen reagierten prompt. Die Patellarreflexe waren beiderseits sehr schwach, die Achillessehnenreflexe waren beiderseits nicht sicher auszulösen. Sämtliche übrigen Reflexe waren normal. Die Sensibilität war ungestört. Die Motilität wies, außer den noch zu beschreibenden, keine Störungen auf.

Die Verwertung des Körperschemas in der Praxis.

Stimmung euphorisch, lacht ziemlich viel, verfolgt aufmerksam die Vorgänge in seiner Umgebung, spricht spontan nicht. Ausgesprochen motorisch aphatische Störungen.

Was fehlt Ihnen?	„M-a-a fe-h-l-t nicht. Ab-ei" (stockend und in den Zeichen der Anstrengung).
Wie geht es mit dem Sprechen?	„Ja, das ist eben... das m-a..." (verlegenes Lachen, Achselzucken.) „Das ist... sei a."
Seit wann?	„Das ist, das ist schon... bald 3 Monate."
Beruf?	„Ich habe da... ei... ein... (Verlegenheitsgesten, weniger ausgeprägt mit der rechten, viel deutlicher mit der linken Hand).

Ich gehe auf den Aphasiebefund nicht näher ein und hebe nur hervor, daß einfache Aufforderungen verstanden und ausgeführt werden, z. B.: „Stehen Sie auf, gehen Sie zu dem Doktor, der schreibt und geben Sie ihm die Hand!" Doch kommen auch hier Fehlreaktionen vor: „Gehen Sie zum Tisch und klopfen Sie dreimal auf den Tisch." Geht an die Türe und klopft dreimal daran. verbessert auch nach wiederholter Aufforderung nicht.

Die Praxie zeigt folgende Störungen: Die rechte Hand wird im allgemeinen viel weniger benützt als die linke. Sensomotorische Eigenleistungen sämtlich erhalten. Die reflexiven Handlungen werden zunächst mit der rechten Hand geprüft. Es ist dabei auffallend, daß er trotzdem zunächst immer mit der linken agieren will.

Nach dem Ohr greifen:	Macht ungeschickte, steife, amorphe Bewegungen mit dem linken Arm. Mit der rechten Hand vollkommen hilflos, greift zunächst nach der Leistengegend, dann nach dem linken Ohr, greift dann an den linken Arm, fährt mit der Hand zur Wand, kratzt sich am Rücken, faßt dann mit der linken Hand an den Nacken.
Nach der Nase greifen:	Greift mit der rechten Hand nach dem rechten Ohr, wischt sich an der Brust, schließlich +.

Als er die Bewegungen nachmachen soll, ergibt sich folgendes:

Mit der rechten Hand nach der Nasenspitze zeigen:	Greift mit der rechten Hand nach der Schulter, macht hilflose Wischbewegungen mit der rechten Hand.
Nach der Stirne zeigen:	Wird in amorphen Bewegungen ausgeführt.
Lange Nase machen:	Faßt sich nach der Nase, faßt die Nase mit den Daumen und Zeigefinger, wischt mit der rechten Hand an der linken Backe. Schließlich gelingt es ihm, die Hand in die richtige Stellung zu bringen, er setzt aber den Daumen an der linken Wange an.

Salutieren gelingt auch nach Vormachen nicht, faßt sich nur unbehilflich nach dem linken Ohr. Es ist bemerkenswert, daß er fast gewaltsam die linke Hand, die gehalten wird, zur Ausführung der Bewegungen heranziehen will. Auch das Drohen wird nach Vormachen nur sehr ungeschickt durchgeführt. Als er winken will, entgleist er in die Bewegung des Drohens. Schließlich gelingt vollkommen ungeschicktes Winken. Als er Handlungen aus dem Gedächtnis (Kaffemühle drehen) ausführen soll, wischt er hilflos mit gespreizten Fingern an der linken Schulter. Auch nach Vormachen geht die Handlung nicht besser. Die gleichen Erscheinungen, als er Drehorgel spielen soll. Die Prüfung der Praxie der linken Hand ergibt im wesentlichen die gleichen Resultate, nur sind sämtliche Erscheinungen viel weniger ausgesprochen. Als er z. B. nach dem Ohre zeigen soll, greift er nach der linken Schulter, er macht vorher steife, amorphe, ungeschickte Bewegungen. Nach Vormachen wird die Handlung richtig ausgeführt, es schließen sich jedoch Wischbewegungen an.

Eine auffallende Differenz gegenüber den beschriebenen schweren Störungen zeigt sich bei Objekthantierungen. So faßt er eine Bürste richtig, bürstet richtig, drückt nur etwas fest auf. Öffnen einer Selterwasserflasche und Einschenken geht prompt vonstatten. Ebenso schlägt er geschickt einen Nagel ein und zieht ihn prompt wieder heraus. Die Objekthantierungen gelingen sowohl mit der rechten als auch mit der linken Hand. Apraktische Störungen der gleichen Art wie an den Armen zeigen sich auch bei den Bein- und Rumpfbewegungen. Ich gehe hier nicht darauf ein.

Lesen und Schreiben sind deutlich gestört.

Ich übergehe die Details des weiteren Verlaufs und gehe sofort über auf Untersuchungsbefunde, die Anfang Juni erhoben wurden. In seinem allgemeinen psychischen Verhalten ist er etwas auffällig, sehr leicht erregbar und reizbar. In der Spontansprache ist noch häufiges Wiederholen der an.-lautenden Konsonanten und Suchen nach Worten auffällig. Die grammatikalische Form ist gewahrt.

Was werden Sie denn tun, wenn Sie entlassen werden?	„Mit meiner Schwester ein Ostgeschäft errichten."

Dabei wird das Wort „Ostgeschäft" in schwerer Weise verstümmelt.

Was hatten Sie früher für einen Beruf?	„I...ch schr...ei...be b..b.. ein R...echts...anwalt nicht direkt am Halleschen Tor, sondern in der Straße, die hin führt."

Gebräuchliche Objekte werden prompt bezeichnet.

Das Wortverständnis ist, wenigstens für einfache Aufgaben ungestört. (Bei der Ermüdung zeigen sich doch noch Defekte, ich komme im späteren noch darauf zurück.) Das Lesen ist etwas stockend, doch faßt er den Inhalt des Gelesenen nicht auf. Sowohl beim Spontanschreiben als auch beim Diktat schwere Defekte. Auch das Nachzeichnen zeigt Störungen. Die Untersuchung der Praxie ergibt folgendes. Er bezeichnet auf Fragen prompt, was rechts und links ist.

Die Verwertung des Körperschemas in der Praxie.

Mit der rechten Hand nach dem linken Ohr greifen:	Greift erst mit der linken Hand nach dem linken Ohr, dann mit der linken Hand nach dem rechten Ohr, dann mit der rechten Hand nach dem rechten Ohr, schließlich gelingt es.
Zeigen Sie den rechten Daumen!	+.
Zeigen Sie den linken Zeigefinger!	Zeigt zunächst den rechten kleinen Finger, dann den rechten Zeigefinger, dann den rechten und linken Zeigefinger gleichzeitig, schließlich den linken allein.

Auf die Frage, weshalb das so schlecht ginge, meint er, der Referent habe zu schnell danach gefragt.

Nach dem linken Auge zeigen:	Zeigt mit der linken Hand zunächst nach dem linken Ohr, dann nach dem rechten Auge und schließlich nach dem linken Auge.

Fügt hinzu: „Das ist das rechte und das ist das linke Auge."

Mit der rechten Hand nach der Nase fassen:	Fährt zuerst in die Luft, zeigt dann die Nase richtig.
Mit der rechten Hand nach dem linken Bein zeigen:	Versteht zunächst offenbar den Sinn nicht, führt es richtig aus, als es ihm vorgemacht wird.
Mit der linken Hand nach dem linken Ohr:	+.
Mit der rechten Hand nach dem linken Ohr:	Greift zunächst nach dem falschen Ohr, dann +.
Mit der linken Hand nach dem rechten Ohr:	+.
Zeigen Sie den rechten Zeigefinger!	Zeigt den rechten Zeigefinger und den linken Daumen.
Heben Sie den rechten Arm!	+.

Wenn mehrfach gekreuzte Reaktionen ausgeführt wurden und verlangt wird, er solle dann eine ungekreuzte machen, so wird fast stets nachher die Seite verwechselt.

Das Vorsetzen eines bestimmten Fußes und das Gehen nach einer bestimmten Seite gelingt.

Einzelne Bewegungen, die von der linken Hand gefordert werden, zeigen eines Zeigefingers, des Daumens werden von der rechten Hand richtig ausgeführt, während die linke Hand sie nicht zustande bringt.

Bei der Aufforderung, mit der rechten Hand zu salutieren, macht auch die linke Hand, wenigstens bei den ersten Aufforderungen, die Bewegung mit, diese „Mitbewegung" verschwindet bei den Wiederholungen. Die folgenden Protokolle zeigen im wesentlichen das gleiche. Schließlich tritt jedoch eine gewisse Übung auf. Immerhin äußert sich die Verwechslung zwischen rechts und links noch darin, daß die falsche Reaktion rudimentär und dann erst die richtige ausgeführt wird. Vom 3. VI. führe ich noch folgendes Protokoll an.

Auch komplizierte Objekthantierungen werden einwandfrei durchgeführt. Hantierungen aus dem Gedächtnis sind ungestört. Drehorgel spielen, Kaffeemühle drehen, Fliegen fangen wird mit beiden Händen richtig markiert. Die lange Nase macht er mit der rechten und linken Hand richtig.

Nach dem linken Auge zeigen: Zeigt nach dem rechten und sagt dazu: „Von dort (auf den Referenten zeigend) gesehen ist es das linke."

Nach dem rechten Auge des Referenten zeigen: +.

Mit der linken Hand nach dem rechten Ohr des Referenten zeigen: Zeigt richtig.

Die Untersuchung wird am gleichen Tag nach einer längeren Pause (mehreren Stunden) fortgeführt.

Er erkennt sein Spiegelbild.

Die Figuren von BINET und SIMON (mit fehlenden Körperteilen) werden prompt ergänzt.

Aus den Proben der gleichen Autoren wird die der Unterscheidung schöner und häßlicher Köpfe prompt durchgeführt.

Die Aufforderung mit der rechten Hand, nach dem rechten Ohr und mit der linken Hand nach dem rechten Ohr zu fassen, werden jetzt nach initialem Zögern prompt ausgeführt.

Als er nach mehreren derartigen Proben mit der linken Hand nach dem linken Ohr fassen soll, greift er doch wieder mit der linken Hand nach dem rechten Ohr. Erst später wird die richtige Reaktion durchgeführt.

Die Aufforderung, dreimal auf die Hand des Referenten zu klopfen und dann nach der eigenen Stirne zu fassen, wird nach mehreren Fehlreaktionen erst dann richtig ausgeführt, als die Aufgabe noch mehrfach wiederholt wird. Nach dem Ohr und dann nach dem Auge greifen, wird verstanden und ausgeführt. Ebenso auch Aufträge wie nach Ohr, Nase und Auge greifen. Von ähnlichen dreiteiligen Aufträgen wird bisweilen ein Glied ausgelassen. Es besteht auch Tendenz, bei ihm derartige Aufträge, die ihm gegeben wurden, in fragendem Tone zu wiederholen.

Im weiteren Verlauf der Beobachtung nichts Bemerkenswertes.

Es entwickelt sich also bei dem 33 jährigen Pat. auf unbekannter ätiologischer Basis eine motorische und sensorische Aphasie. Es überwiegen jedoch die Symptome der motorischen. Gleichzeitig zeigt sich eine beträchtliche motorische Apraxie, die sich vorwiegend dadurch charakterisiert, daß sie die sensomotorischen Eigenleistungen intakt läßt und am deutlichsten hervortritt bei Handlungen, die gegen den eigenen Körper gerichtet sind. Ausdrucksbewegungen gelingen etwas besser, Handlungen aus dem Gedächtnis mißlingen vollkommen. Hingegen sind die Objekthandlungen fast vollkommen ungestört. Diese Apraxie findet sich, sowohl auf der rechten als auch in quantitativ geringerem Grade auf der linken

Körperseite. Im Rückbildungsstadium beobachten wir wieder Störungen in der Verwertung der Begriffe von rechts und links. Es muß hervorgehoben werden, daß der Pat. auf Frage sehr gut angeben kann, wo rechts und wo links ist. Man könnte allerdings daran denken, daß er die kompliziertere Aufgabe des Verständnisses zusammengesetzter Befehle, in denen rechts und links zweimal vertreten ist, nicht leisten kann. Gegen diese Annahme spricht, daß, wie aus seiner Antwort, als er einmal rechts und links im Handeln verwechselt, hervorgeht, mit den Begriffen rechts und links sehr gut umgehen kann, er sagt nämlich, von dort aus gesehen ist es eben das linke Auge. Charakteristisch und am beweisendsten gegen eine einfache sensorisch aphatische Störung ist jedoch, daß er auf die Aufforderung den linken Zeigefinger zu zeigen, zunächst den rechten kleinen Finger zeigt, dann den rechten Zeigefinger und dann den rechten und linken Zeigefinger gleichzeitig und schließlich ohne Wiederholung der Aufgabe den linken Zeigefinger allein. Als Perseveration schlechthin kann dieses Verhalten gleichfalls nicht bezeichnet werden, denn die vorangehende Aufgabe war, den rechten Daumen zu zeigen. Meines Erachtens können diese Reaktionen gar nicht anders erklärt werden als dadurch, daß dem Pat. die Wahl zwischen rechts und links beim Handeln nicht in voller Freiheit ermöglicht war. Hier muß noch besonders auf eine zweite Störung verwiesen werden, nämlich daß er auch Fehlreaktionen macht, wenn er nach bestimmten Körperteilen am eigenen Körper zeigen soll. So greift er, als er nach dem linken Auge zeigen soll, zunächst nach dem linken Ohr und dann nach dem rechten Auge. Es ist zuzugeben, daß derartige Fehlreaktionen durchaus nicht regelmäßig nachzuweisen sind. Im ganzen glaube ich doch, daß die Protokolle darauf verweisen, daß die beschriebenen Fehlreaktionen nicht auf Störungen des Wortverständnisses zu beziehen sind, sondern auf Störungen in der Praxie.

Ich verfüge noch über einen weiteren hierhergehörigen Fall. Es ist das der Fall VII der Publikation von GREGOR und mir. (Beiträge zur Kenntnis der Psychologie und Pathologie der Muskelinnervation.)

Fall X. Es handelt sich um einen Kranken, bei dem apoplektiform eine Pseudobulbärparalyse aufgetreten war. Als die verdeckenden spastischen Erscheinungen zurückgebildet waren, zeigte sich eine linksseitige Apraxie

60   Die Verwertung des Körperschemas in der Praxie.

(mit Verschonung der Objekthandlungen). Zu der Zeit, als die hier interessierenden Untersuchungen angestellt wurden, sind an der Sprache noch deutliche bulbäre Störungen nachzuweisen. Das Sprachverständnis zeigt keine Störungen. Er weiß auch sehr gut, welches die rechte und die linke Seite ist. Sein Spiegelbild erkennt er. Die Ergänzung der Zeichnungen von BINET und SIMON mißlingt auffällig. Im übrigen sind gröbere Intelligenzdefekte nicht vorhanden.

Rechten Arm in die Höhe heben:	+.
Linken Arm in die Höhe heben:	+.
Mit der rechten Hand nach dem linken Ohr zeigen:	+.
Mit der rechten Hand nach dem rechten Ohr zeigen:	Greift wieder nach dem linken Ohr, macht dann eine hilflose Bewegung mit der linken Hand, dann richtig.
Mit der linken Hand nach dem rechten Ohr fassen:	+.
Mit der linken Hand nach dem rechten Auge fassen:	Gelingt überhaupt nicht.
Mit der rechten Hand nach dem rechten Ohr fassen:	Führt zunächst die rechte Hand zu dem linken Ohr, dann +.
Zeigen Sie den rechten Daumen!	+.
Zeigen Sie den linken Daumen!	+.
Den linken Daumen zeigen:	+. Doch wird der rechte mit gezeigt.
Linken Zeigefinger zeigen:	Es wird der rechte Zeigefinger bewegt und der linke Daumen gezeigt.
Rechten Daumen zeigen:	+. Der linke wird jedoch mit bewegt.
Linken Daumen zeigen:	+. Es wird jedoch der rechte mit bewegt.
Den linken Zeigefinger zeigen:	Es wird nur der rechte gezeigt.
Den rechten Zeigefinger zeigen:	+.
Linken Zeigefinger zeigen:	Macht dauernd eigenartige Bewegungen mit der rechten Hand, in der Bewegungen des Zeigefingers besonders hervortreten.
Linken Daumen zeigen:	Linker und rechter Daumen wird gezeigt.
Linken Zeigefinger zeigen:	Es wird der rechte Zeigefinger und der linke Daumen gezeigt.
Den rechten Daumen zeigen:	+.
Rechten Zeigefinger zeigen:	+.
Den linken Zeigefinger zeigen:	Zeigt den linken Daumen.

Von apraktischen Störungen sind links noch nachweisbar gelegentliches Fehlreagieren bei gegen den Körper gerichteten Bewegungen, Ausdrucksbewegungen erfolgen steif und ungeschickt, von Handlungen aus dem Gedächtnis gelingt das Fliegenfangen schlecht (amorphe Wischbewegungen), während das oft geübte Drehorgel spielen und Kaffemühle drehen prompt vonstatten geht. Rechts sind keine apraktischen Störungen nachweisbar.

Die ideokinetischen Eigenleistungen und die motorische Kraft sind ungestört. Keine Mitbewegungen im engeren Sinn.

Die Verwertung des Körperschemas in der Praxis. 61

Das Zustandsbild, das wir untersuchten, ist wohl im wesentlichen bezeichnet mit: sehr geringfügige motorische Apraxie links. In dem hier vorliegenden Zusammenhang interessieren uns ausschließlich die Mitinnervation der rechten Extremität resp. die alleinige Innervation der rechten Extremität, wenn eine Bewegung links gefordert wird. Da zur Zeit der Untersuchung sensorisch aphatische Störungen nicht bestanden, so fällt diese Täuschungsmöglichkeit aus. Um so eingehender sind zwei andere zu berücksichtigen, 1. Mitbewegung im engeren Sinn, 2. perseveratorische Einflüsse. An Mitbewegungen könnte man um so eher denken, als solche zu Beginn der Erkrankung sicher vorhanden waren. Gegen Mitbewegungen im engeren Sinn spricht jedoch, daß wir sehr häufig Reaktionen fanden, welche nicht vollkommen identisch waren. So macht er z. B., als er den linken Zeigefinger zeigen soll, eine Summe von Bewegungen mit der rechten Hand, in denen Bewegungen mit dem Zeigefinger besonders hervortreten. Beweisender ist es, wenn bei einzelnen Reaktionen der linke Zeigefinger überhaupt nicht, sondern nur der rechte gezeigt wird. Ein Verhalten, das jedenfalls nicht als Mitbewegung bezeichnet werden kann. Schließlich sei noch auf Reaktionen verwiesen, in denen er bei der Aufforderung, den rechten Zeigefinger zu zeigen, den rechten Zeigefinger und den linken Daumen zeigt. Hierzu muß noch ausdrücklich bemerkt werden, daß das Zeigen des linken Daumens und Zeigefingers nicht etwa mit einer Parese derselben erklärt werden kann. Denn ich habe eine derartige Parese nicht nachweisen können. Die Bewegungen erfolgen übrigens sämtlich ihrer Art nach genau wie Willkürbewegungen.

Man könnte hingegen versuchen, das zuletzt angeführte Beispiel als Perseveration zu deuten, denn es ging der Forderung, den rechten Zeigefinger zu zeigen, die Aufgabe voraus, den linken Daumen zu zeigen. Nun hätte ich gegen eine derartige Erklärung im Prinzip nichts einzuwenden, denn sie besagt nichts anderes, daß eine nach rechtshin abgegebene Innervation in diesen Fällen auch noch die linke Extremität zu erregen vermag, wenn von einer früheren Erregung noch Erregungsspuren zurückgeblieben sind. Doch genügt diese Erklärung nicht für Reaktionen, in denen auf die Aufforderung, den linken Zeigefinger zu zeigen, nur der rechte gezeigt wird, wiewohl in keiner der vorangehenden Aufgaben eine derartige Bewegung gefordert worden war. Ich komme also zu dem Resultat, daß weder Perseveration noch Mitbewegungen ausreichen, um die vorhandenen Erscheinungen vollkommen zu erklären. Noch ein Moment möchte ich gegen Mitbewegungen anführen: Die Verwechslungen sind inkonstant (wie dies ja auch aus den Protokollen hervorgeht). Es ist auch nicht etwa so, daß die Bewegung an der anderen Körperhälfte in der sicheren Art erfolgt, wie sonst Mitbewegungen zu erfolgen pflegen. Wenn z. B. beide Daumen gezeigt wurden, so wurden sie bisweilen nicht vollkommen gleichzeitig gezeigt. Die Bewegungen waren voneinander im Charakter etwas verschieden. Ich glaube auch, daß der Mitbewegungsmechanismus mit den hier beschriebenen Erscheinungen verwandt ist. Aber er liegt um eine Station tiefer. Er gehört zu den „fundierenden Apparaten" des Körperschemas. Spricht man von apraktischen Mitbewegungen im weiteren Sinne, so haben allerdings zu diesen die hier besprochenen Phänomen die engste Verwandtschaft.

Versuchen wir nun aus unseren Fällen VII, VIII, IX, X allgemeinere Schlüsse zu ziehen, so sind etwa folgende Gesichtspunkte hervorzuheben:

1. Es gibt im Rahmen der Apraxie Fehlreaktionen in der Art, daß die Seitenwahl bei einfachen Bewegungen nicht in richtiger Art und Weise erfolgt, wie wohl die Begriffe links und rechts vorhanden sind. Eine Störung dieser Art ist meines Erachtens schon darin zu sehen, wenn unser Fall IX immer mit der linken Hand agieren will, wiewohl sie ihm festgehalten wird. Deutlicher werden die Störungen dieser Art in der Rückbildungsphase, wenn der Pat. auf die Aufforderung den linken Zeigefinger zu zeigen, zunächst den rechten kleinen Finger zeigt, dann den rechten Zeigefinger, dann den rechten und den linken Zeigefinger gleichzeitig und schließlich den linken allein. Noch deutlicher sind in dieser Hinsicht die Beispiele, welche Fall VII und X bieten. Ich verweise auf die Epikrisen. Beachtenswerterweise ist das zweihändige Agieren nicht gestört. Gestört ist nur die bewußte Bindung der Rechts- und Linksbegriffe an das Handeln. Man hat sich klar zu machen, daß die ursprüngliche Bildung des Rechts- und Linksbegriffes allerdings das Körperschema zur Voraussetzung hatte.

Es ist sehr lehrreich, daß auch bei normalen Versuchspersonen ähnliches vorkommt. Wenn MARTIN eine linkshändige Versuchsperson mit vorwiegend optischen Bewegungsvorstellungen eine Bewegung mit der rechten Hand oder dem rechten Bein durchführen ließ, so hob sie ihre linken Extremitäten, oder sie war es im Begriffe zu tun, meist unter dem Einfluß einer kinästhetischen Vorstellung. Dann taucht aber eine optische Vorstellung auf und die rechte Extremität wird gehoben.

2. Es ist seit langem bekannt, daß bei der Apraxie Störungen bei gegen den eigenen Körper gerichteten Handlungen auftreten. So ist schon bei dem ersten Falle LIEPMANNS (1) wie auch HEITBRONNER(1) betont, die Störung ungleich größer, wenn die Handlung gegen den eigenen Körper gerichtet ist. Aber offenbar stehen diese Störungen zu einer ungenügenden Verwertung des Körperschemas in Beziehung. Ich verweise auf die Ausführungen zu Fall V und VIII. Das ganze Verhalten der Pat. macht es hierbei sehr wahrscheinlich, daß sie im Moment und nach der fehlerhaften Ausführung sich der Fehlreaktionen nicht bewußt werden. Sie sind sekundär agnostisch. Es ist das ein bedeutsamer Mechanismus, auf den PICK und PÖTZL und der Verfasser verwiesen haben. Eine Fehlreaktion hemmt sonst intakte Funktionen, zieht sie mit sich hinab. Sehr häufig kann dann im Handeln nicht nur die Kenntnis von Nase, Auge, Ohr des eigenen Körpers nicht verwertet werden, sondern auch das Wissen um rechts und links am Körper. Die Pat. verwechseln im Handeln linkes und rechtes Auge usw. Aber während bei Fall VII der Fehler in der Rechts- und Linkswahl der Extremität konstant blieb, kommt die Pat. sehr bald dazu, rechtes und linkes Auge usw. auf Befehl zu treffen. Es handelt sich also offenbar um verwandte, aber nicht um identische Störungen. Für die fehlerhaften gekreuzten Reaktionen kommen natürlich beide Störungen in Frage.

Um zu einem tieferen Verständnis dieser Störungen zu kommen, muß man sich die Psychologie der Bewegung vergegenwärtigen, doch kann auch diese durch die Lehre von der Apraxie Bereicherung erfahren.

Der Beginn einer Bewegung setzt voraus, daß eine Bewegungsformel da sei. Diese enthält das Bild des Gliedes oder Körperteiles, welcher die Bewegung ausführt. Man muß es dabei dahingestellt sein lassen, welche Grade der Anschaulichkeit dieses Bild habe, jedenfalls genügt nicht ein bloßes Wissen. Nach GOLDSTEIN und GELB müßte es sich um ein optisches Bild handeln, sei es nur eine Wahrnehmung oder sei es nur eine Vorstellung. MARTIN scheint der Kinästhesie auch hierbei eine bedeutsame Rolle zuzuteilen. Wie beginnen denn nicht optische Typen eine Bewegung? Ersetzen hier taktile Wahrnehmungen und kinästhetische Vorstellungen die optischen Bilder? Oder liegt hier nicht noch etwas anderes vor? Wir hören, bei Martin, daß die Bewegungsvorstellungen mit der Zunahme der Übung und Geläufigkeit der Bewegung zurücktreten. Sie sind aber doch wohl als Residuen wirksam, wobei wir nicht der Anschauung sind, daß diese Residuen rein körperlicher Art seien, offenbar sind sie durch „Vorstellungen" geringer Bewußtseinshöhe repräsentiert. Vorstellungen, welche an der Grenze zu den Achschen Bewußtheiten stehen mögen. Martin bemerkt, daß Liepmann den Vorstellungsbegriff im anderen Sinne gebraucht als sie, und es ist zweifellos richtig, daß die ganzen Auseinandersetzungen der Hirnpathologie über Vorstellungen nur dann einen Sinn haben, wenn man mit dem Begriffe Vorstellung nicht nur das anschauliche Bild meint, sondern auch das Residuum[1]), wobei meiner Auffassung nach das Residuum allerdings psychologisch irgendwie repräsentiert sein muß und zwar nicht als ein Wissen schlechthin, sondern als ein lebendigeres und farbigeres Wissen. Man könnte annehmen, daß die optische Vorstellung hier gleichsam in besonderer Bereitschaft sei. Man wird auch die Lehre der psychologischen Typen unter diesem Gesichtspunkte revidieren müssen. Der nicht optische Typ dürfte zumindest optische Vorstellungen in Bereitschaft haben.

In diesem Sinne spricht es ja, daß G. E. Müller feststellen konnte, daß die meisten Menschen sich je nach den Umständen bald optischer, bald akustisch-motorischer Vorstellungen bedienen. Jedenfalls spielt gerade im Bewegungsbeginn das optische Bild (Vorstellung oder Wahrnehmung) eine bedeutsame Rolle oder wenigstens die Bildresiduen. Es ist eine offene Frage, wie weit dieses optische Bild vom kinästhetisch taktilen ersetzt werden kann. Jedenfalls ist aber dieser Bewegungsbeginn vom optischtaktil-kinästhetischen Körperschema abhängig. Im Bewegungsentwurf muß auch das Ziel der Bewegung irgendwie gegeben sein. Denn die Bewegung muß sich ja auf irgend etwas richten, wofern sie nicht Ausdrucksbewegung ist. Bei Objekthantierungen ist es das gesehene oder getastete Objekt. Ist es getastet, so sind optische Vorstellungen oder Vorstellungsbereitschaften bei Nichtblind-

---

[1]) Liepmann hat das übrigens deutlich formuliert.

Die Verwertung des Körperschemas in der Praxis.

geborenen wohl immer gegeben. Akustisches, taktiles, kinästhetisches mag das Optische gelegentlich ersetzen und auch hier sind es entweder Wahrnehmungen oder Vorstellungen oder lebendige Bewußtheiten. Es fragt sich, ob im Bewegungsentwurf nicht schon die ganze Bewegung irgendwie vorgezeichnet werde. Bewegungsvorstellungen tendieren ja bekanntlich sich zu verwirklichen. Allerdings ist es ungeklärt, wieviel von dem Weg der Bewegung und von der Art der Bewegung bereits im Entwurf gegeben sei. Und es ist auch fraglich, ob nicht ein wesentlicher Teil des Bewegungsentwurfs erst nach dem Beginn der Bewegung aktiviert werde. Denn offenbar ist der Bewegungsentwurf zunächst als Keim gegeben, aus dem sich allmählich die Gesamtbewegung herausdifferenziert und es ist sehr wahrscheinlich, daß dieser Differenzierungsprozeß bereits zum Teil zeitlich mit der Bewegungsdurchführung zusammenfällt.

Ist der Bewegungsentwurf gegeben, so muß er natürlich in die Handlung überführt werden. Und schon für den Bewegungsbeginn sind die motorischen Mechanismen die corticalen und subcorticalen Apparate der Bewegung bedeutsam, die ja schließlich auch die ganze Bewegungsmelodie gewährleisten müssen, wobei sensomotorische Regulationen neben koordinatorischen ohne Bewußtseinsregulation eingreifen. Nach MARTIN ist die Rolle des vorstellungsmäßigen gering, wenn einmal die Bewegung begonnen ist. Im Flusse der Bewegung werden fortwährend Empfindungen erzeugt, außerdem spielen sich propriozeptive und exterozeptive Reflexe ab. Nun darf man nicht meinen, ZIEHEN betont das nachdrücklich, daß die kinästhetischen und die Bewegungsempfindungen unmittelbar Kenntnis des Raumes vermitteln. Vielmehr handelt es sich um ein qualitativ abgestuftes Kontinuum, das erst durch das Hinzutreten des Optischen vollen Raumwert erhält. Für den Bewegungsabschluß sind nun neuerdings besondere motorische Arbeitsweisen notwendig, die wiederum zum Teil corticaler, zum Teil subcorticaler Natur sind.

Die Ausführungen berücksichtigen nur die Bausteine der Handlung. Aus diesen Bausteinen setzen sich Handlungsfolgen zusammen. LIEPMANN (3) unterscheidet die Erfolgsvorstellung, die das Ergebnis der Handlung im Geiste vorausnimmt, und die Teilzielvorstellungen. Die Gesamtheit dieser ist die Bewegungsformel. Aber jede Einzelbewegung muß Anfang und Ende, sowie ein Ziel haben, und diese Einzelbewegung habe ich zu analysieren versucht. Ich möchte aber sogleich betonen, daß ich nicht der Ansicht bin, die durch Analyse gewonnenen Teile setzten die Handlung zusammen. Der Akt der Handlung ist ein natürliches Ganzes, und auch eine Bewegungsfolge, ist nicht als Summe der Teile aufzufassen, sondern wiederum als ein einheitliches Ganze.

Dieses dürftige Schema kann bereichert werden, wenn man die Ergebnisse der Hirnpathologie heranzieht.

I. Trotz des richtigen Bewegungsentwurfes und trotz richtiger Raumauffassung kann die Raumauffassung im Handeln nicht richtig verwendet werden. Ein derartiger Pat. würde bei Handlungen, trotzdem er das richtige Ziel kennt, daneben greifen. Er müßte auch bei Handlungen in bezug auf den eigenen Körper den gleichen Fehler machen, trotzdem ihm die richtige Lokalisation bekannt ist. Einen derartigen Fall habe ich in der Tat gemeinsam mit Pötzl beobachtet, sonstige apraktische Störungen traten nur wenig hervor. Charakteristisch ist hierbei, daß die Pat. sowohl am eigenen Körper fehlgreift als auch im Außenraum, der Greiffehler ist nicht sehr beträchtlich. Es kann sich nicht um einen optischen Fehler handeln, denn im Falle XI, der diese Störung nicht isoliert zeigte, war der Greiffehler an der rechten Hand stärker ausgesprochen als an der linken. Wir haben allen Grund anzunehmen, daß die Raumauffassung einer Umsetzung in die Praxis bedarf und daß diese Umsetzung gestört sein kann, ohne daß die Raumauffassung als solche Schaden gelitten hätte. Der Fall von Pötzl und mir kam zur Obduktion, er hatte bilaterale symmetrische Erweichungen des Gyrus angularis, die rechte war ausgedehnter, sie reichte bis zur Basis der Fissura calcarina. Fall VI und der in gewissen Punkten ähnliche von Balint weist aber darauf hin, daß der praktische Raumfehler nur bei gegen den Außenraum gerichteten Handlungen auftreten kann. In diesen beiden Fällen war beim Greifen gegen den eigenen Körper keine Störung vorhanden. Der taktile Eindruck läßt also den Greiffehler nicht hervortreten. Wir kämen also zu der Ansicht, daß für die Praxie der Raum des eigenen Körpers und der andere Raum nicht gleichbedeutend sind. (Ich erinnere daran, daß Fall VI mit einer Hand im Raum daneben griff. Der Raumfehler war gering. In dem Fall von Balint war er beträchtlich größer.) Man sieht bei manchen Apraxien bei reflexiven Handlungen Verfehlungen im Ansatzpunkte der Handlung am eigenen Körper, die vermutlich hierher gehören. So war neben der gröberen Störung des Körperraumbildes im Fall XI auch diese Störung nachweisbar.

II. Der Bewegungsbeginn ist, wie gesagt, vom Körperbild abhängig. Es wäre nun denkbar, daß dieses Bild zwar existiert, aber im Handeln nicht verwertet werden kann. Mit Hilfe des Körperbildes muß zunächst einmal die Seitenwahl vollzogen werden. Es zeigt sich nun, daß es Fälle gibt, welche zwar eine richtige Kenntnis von rechts und links an ihrem eigenen Körper haben, aber diese gleichwohl nicht verwerten können. Der Hauptteil des mitgeteilten Materials (Fall VII—X) bezieht sich auf die Störung dieser Funktionen. Es ist von allgemeiner Bedeutung, daß diese Kranken vom Gegenstand geleitet, gleichwohl zweihändig recht gut manipulieren. Unter der direkten Leitung einer sinnvoll objektgerichteten Aufgabe handeln sie richtiger, als wenn sie eine theoretische Aufgabe, das Zeigen eines rechten oder linken Fingers durchzuführen haben. Das Körperraumbild könnte aber noch in einer anderen Weise für den Beginn notwendig sein; es könnte auch die richtige Wahl der Einzelbewegungen ermöglichen. Hier liegt der Übergang zu den rein innervatorischen Bedingungen der Bewegung. Es ist noch nicht möglich, über diese Dinge etwas Bindendes auszusagen.

III. Aber das Körperraumbild muß auch für die Beendigung der Bewegung von großer Bedeutung sein, wenn es sich um Bewegungen handelt, welche gegen den eigenen Körper zielen. So sieht man denn in der Tat in unseren Fällen V, VI, VII, VIII, IX das die Bewegungen gegen den eigenen Körper sehr schlecht vonstatten gehen, wobei es sich nicht bloß um Verfehlungen im körperlichen Raumnetz handelt, sondern um grobe Verwechslungen der Beziehungen der Körperteile zueinander und ihrer räumlichen Lage. Verwechslungen, welche sich wiederum nicht auf die Auffassung beziehen, sondern nur auf Verwertung des Körperraumbildes für die Bewegung. Die Pat. wissen, wo das Auge und wo das Ohr ist, können aber dieses Wissen nicht in der Bewegung verwenden. Man könnte Fälle dieser Art als reflexive Apraxien bezeichnen. Eine besondere Beachtung verdienen noch die Störungen der Ausdrucksbewegungen, und hier muß man zweierlei unterscheiden: Die wirklichen Ausdrucksbewegungen, die spontan erfolgen und die Ausdrucksbewegungen, deren Durchführungen wir von den Pat. verlangen, ohne daß in ihnen der entsprechende Affekt vorhanden ist. Es ist anzunehmen, daß bei den letzteren das Körperraumbild viel bedeutsamer sein muß.

So zeigte unser Fall V schwerste Störungen beim Nachahmen von Ausdrucksbewegungen für die er sein eigenes Körperbild nicht verwerten konnte, während seine Gesten lebendig sind und keine Auffälligkeiten aufweisen.

IV. Man findet freilich in jedem unserer Apraxiefälle noch eine weitere Störung; nicht nur das Raumbild des eigenen Körpers kann nicht entsprechend verwendet werden, sondern die motorische Inszenierung als solche, die Exekutive im engsten Sinne, ist beeinträchtigt. Diese Beeinträchtigung stellt sich in vielen Fällen als Bewegungsverwechslung dar, als Bewegungsentgleisung, welche trotz intakter Sensibilität erfolgt. Hier sind die Elemente, welche wie bei der innervatorischen Apraxie isoliert antreffen. Wenn auch diese Innervationsentgleisung Verwandtschaft zeigt zu den Entgleisungen bei striopallidärer Erkrankung, Beziehungen, die vor kurzem auch KLEIST (3) hervorgehoben hat, so erfolgt doch die Entgleisung zum Teil wohl in einem höheren cerebralen Niveau. Sie entspricht einer Nichtverwertung der an sich möglichen Innervationsabsicht und ist in ihrer Art vergleichbar den Entgleisungen innerhalb des Körperraumbildes. Die Störungen der Bewegungen, welche wir als Folge cerebraler Sensibilitätsstörungen sehen, gehören nicht hierher. Sie seien nur der Vollständigkeit halber erwähnt. Es scheint mir verfrüht, wenn man die Mitwirkung der subcorticalen Faktoren am Gesamtbilde der Apraxie schon jetzt endgültig festlegen wollte und sie etwa auf die Innervationsentgleisung der hier erwähnten Art beschränken wollte. Ich halte es durchaus nicht für ausgeschlossen, daß das subcorticale Läsionen etwa des striopallidären Systems an den Fehlern in bezug auf das Raumnetz und in bezug auf das Körperbild auch mitbeteiligt sind. Ich verfüge über eine Beobachtung einer Pat., welche mit dem linken Arm sowohl im Außenraum als auch in bezug auf den eigenen Körper in beträchtlicher Weise das Ziel verfehlte. Rechts war die gleiche Störung, wenn auch in viel geringerem Ausmaße. Die Pat. zeigte Spannungen (vom Paralysis agitans-Typus) mäßigen Grades in beiden Armen. Bei der Obduktion fanden sich in beiden Putamen ausgedehnte arteriosklerotische Konsumtionsherde; allerdings fanden sich schon

Die Verwertung des Körperschemas in der Praxis. 69

makroskopisch auch sonst im Großhirn kleine arteriosklerotische Verödungsherde, so daß die Beobachtung nicht sicher verwertbar ist. Doch mahnen solche Fälle immerhin zur Vorsicht, wenn man annehmen wollte, die apraktischen Greiffehler, die unter I und II erwähnt wurden, gingen nur auf die Störung corticaler Strukturen zurück.

V. Schließlich wäre es denkbar, daß das Objekt als solches zwar erkannt wird, daß aber diese Erkenntnis nicht im Handeln verwertet werden könnte. Ich weiß nicht, ob es einigermaßen isolierte Störungen dieser Art gibt.

Die Objektapraxien, die ich gesehen habe, waren ebenso wie die der Literatur, stets auch mit schweren anderen apraktischen Störungen vergesellschaftet. Jedenfalls ergibt schon die einfache klinische Beobachtung, daß die ausgesprochenen Objektapraxien ungleich seltener sind als die anderen Apraxieformen, was letzten Endes damit zusammenhängt, daß ja das Handeln als solches seine ureigenste Richtung gegen die Außenwelt hat und daß diese Funktion offenbar nicht so leicht einer Störung erliegt. Es ist bemerkenswert, daß auch bei der sog. sympathischen Apraxie die Objekthantierungen meist relativ gut sind und daß die Hantierungen an vorgestellten Objekten schlechter gehen als an wirklichen. Eine genauere Analyse dieser Apraxieformen ist nicht die Aufgabe dieser Abhandlung. Einige Bemerkungen sind jedoch wohl am Platze. Sieht man, wie ein Apraktischer trotz guten Erkennungsvermögens etwa mit der Längsseite eines Streichholzes die Kante oder die Breitseite oder eine der Querflächen bearbeitet, so kommt man unwillkürlich zu der Anschauung, er beherrsche die dem Objekt zugehörigen Handgriffe nicht. Jedes Objekt fordert eine Summe von Bewegungskombinationen, wenn man an ihm eine Handlung vornehmen soll. Natürlich besteht hier eine enge Beziehung zum Wissen vom Gegenstand zur Praxis. Gleichwohl ist das „motorische" Wissen etwas Besonderes. Die Verbindung zwischen diesen Bewegungskombinationen und dem Objekt ist gelöst oder anders ausgedrückt, das Wissen vom Objekt kann im Handeln nicht verwertet werden. Der Apraktiker entgleist in einem anderen Objekt zugehörige Bewegungskombinationen. Diese objektapraktische Störung ist meines Erachtens von der unter IV genannten Störung zu sondern, welche eine einfache Bewegungsentgleisung darstellt, wenn auch alle diese Teilkomponenten zueinander enge Beziehungen haben. Nun gehört aber zu einem Objekt nicht nur eine einzelne Bewegung, sondern eine Bewegungsfolge. Diese Bewegungsfolgen können nun dadurch gestört werden, daß eine Teilbewegung unterdrückt wird und dadurch ausfällt. Dieser Ausfall kann dadurch zustande kommen, daß die schlechte Durchführung einer Teilhandlung die Objektgnosie auf eine tiefere Stufe rückt. Nach LIEPMANN beirren Bewegungsreihen, in die der Kranke gerät, ihn in der Vorstellung des Gegenstandes, wodurch ein Circulus vitiosus entsteht. Hierzu kommt, daß die Pat. in bezug auf ihre eigene Fehlleistung agnostisch werden. So ergibt sich, daß bei Bewegungsfolgen besonders groteske Störungen hervortreten können, welche mit agnosieähnlichen Fehlleistungen durchsetzt sind. So enthält jede Objektapraxie ideatorisch apraktische Komponenten, ja man könnte daran denken, die ideatorische Apraxie aus solchen Bewegungen heraus zu erklären. Nach KLEIST waren bei allen bis 1912 beschriebenen Fällen ideatorischer Apraxie motorische Störungen nachweisbar. Andernteils entspricht aber die Schwere der motorischen Apraxie nicht der Schwere der ideatorischen Fehlleistungen. Dieser Umstand könnte z. T. durch die hier getroffenen Unterscheidungen erklärt werden. Andernteils ist es durchaus denkbar, daß eine relativ leichte Störung motorischer Art starke Hemmungswirkungen enthalten kann. Wenn wir demnach die sog. motorische Apraxie auf eine bestimmte Lokalisation zurückführen, so müssen wir auch die sog. ideatorische lokalisieren; eine Ansicht, die von KLEIST mit Entschiedenheit vertreten wird und der auch LIEPMANN (4) sich neuerdings zuzuneigen scheint. Der Bewegungsentwurf, der Entwurf der Bewegungsfolge wäre demnach auch bei der ideatorischen Apraxie nicht von vornherein fehlerhaft, sondern er wäre sekundär dadurch gestört, daß einzelne Teilhandlungen mißglückten und hierdurch die ganze Handlung in Verwirrung bringe. Oder anders ausgedrückt der Bewegungskeim wäre nicht von vornherein fehlerhaft, sondern nur seine Ausdifferenzierung ist gestört. Allerdings werden gerade über diesen Punkt weitere Untersuchungen notwendig sein.

Machen wir uns nun an einem einzelnen Falle klar, ob wir kompliziertere apraktische Störungen mittels der hier herausgearbeiteten Gesichtspunkte besser analysieren können.

Die Verwertung des Körperschemas in der Praxis. 71

Fall XI. Anna G., 66 Jahre. In der psych. Klinik seit dem 23. März 23. Die Pat. ist nach den Angaben der Angehörigen seit mehreren Monaten zunehmend vergeßlich und oft ganz verloren. Vor 4 Wochen wurde ihr plötzlich schlecht, sie fiel zusammen, war nicht bewußtlos, wohl aber ganz verwirrt, zündete ausgeschüttetes Petroleum an, urinierte in Kaffeetassen, brachte in der Wirtschaft alles durcheinander. Durch zwei Tage sprach sie gar nicht, später verdrehte sie die Worte, die Sprachstörung besserte sich allmählich.

Die Pat., deren körperlicher Befund außer einer Arteriosklerose nichts Auffallendes zeigt, beantwortet am Tag der Aufnahme jede an sie gestellte Frage mit einem langen, fast immer gleichlautenden unverständlichen Duktus, in dem nur einzelne Wortbruchstücke verständlich sind. (Wie heißen Sie?) „Ich kann, ich hab schlecht sprechen ... gewonnen. Gottwald — ich kann schlecht reden drei vier hab ich genat — ich bin beiden sie san so kränke — ich kann — spre nicht können", „es war nicht lang — paar Mo — Monate". In den nächsten Tagen wird allerdings das Spontansprechen spärlicher. Paraphasien treten hervor. So am 3. IV. auf die Frage, wie alt sie sei? „Ich kann nicht sagen — manchmal trat ich schon darauf, aber manches mal nicht."

Vorgezeigte Gegenstände werden nicht bezeichnet, so ein Federhalter, als „Bei — zurück, Erdäpfel". (Bürste?) Das ist Graf, das ist Bed." Meist reagiert sie mit einem „kann nicht sagen". Es besteht kein Unterschied zwischen der Fähigkeit vom Optischen oder Taktilen her zu bezeichnen.

Aufforderungen sprachlicher Art werden meistens nicht befolgt. Auch bei sinnlosen Wendungen erfolgt kein Protest.

Das Reihensprechen ist in bezug auf Zahlen leidlich, nur kommt sie von der einfachen Zahlenreihe immer wieder in die Ordnungszahlen hinein. Sie ist nicht zum A B C zu bringen, entgleist immer wieder in die Ordnungszahlenreihe.

Als sie die Wochentage nennen soll, kommen trotz wiederholter Anfeuerung nur immer folgende: grauer Tag, Sauteweg, Sauetag, Kuwetag. Ähnliche Leistungen, als sie die Monate und als sie das Vaterunser sagen soll.

Auch das Nachsprechen ist sehr schlecht.

Abend:	Komet ben.
Abend:	Neiokets.
a:	aw ge.
e:	fe.
la:	a.
u:	kawe ou.
la :	+ ao, afe.
Silber:	fert.
Gold:	afe.

Die Pat. kann weder laut lesen, noch hat sie Leseverständnis, noch scheint sie Zahlen als solche aufzufassen.

Die Spontanschrift ist nur ein hilfloses Gekritzel. Das Kopieren geschieht sklavisch und gelingt nur bei sehr einfachen Buchstaben und Zahlen. Druck ist sie nicht imstande zu kopieren.

72 Die Verwertung des Körperschemas in der Praxie.

Die Pat. zeigt ausgesprochene Störungen der Praxie. Doch sind die sensomotorischen Eigenleistungen ungestört. (Auf- und Zuknöpfen, Pfeifen auf einem Pfeifchen.)

Als sie sprachlich aufgefordert wird, die Zunge zu zeigen, sagt sie: „Bitte, ich kann nicht Erdäpfel", setzt die Hand in Lange-Nase-Stellung an den Mund. Nach dem Vormachen (Vm.) öffnet sie den Mund, bekommt aber die Zunge nur langsam vor. Als sie die Zähne zeigen soll (Vm.) ungeschicktes Mundöffnen.

Heben Sie den Arm in die Höhe
   sprachlich (spr.):   Hand in Lange-Nase-Stellung an den Mund.
   Vm.:   +.
Rechten Daumen zeigen: spr.   +.
Den Daumen zeigen: Zeigt den Zeigefinger.

Auch sonst zeigt sie, wenn ihr durch Vormachen bedeutet wird, sie solle einen einzelnen Finger zeigen, bald die ganze Hand, bald bewegt sie immer wieder die Finger, ohne den richtigen zu finden und zeigt schließlich den gesuchten Finger mit einem anderen gemeinsam.

Ohr zeigen, spr.:   Rechte Hand zur Stirn gehoben, erhebt den
   Vm.:   linken Arm, gibt die Hand zum Gesicht,
                              macht einige Bewegungen mit dem
                              Daumen.
   Vm: Hebt die linke Hand, isoliert Zeigefinger
                              und Daumen.
   Vm.:   Isoliert den Zeigefinger, legt ihn an die
                              Backe.
   Vm.:   Legt den Zeigefinger ans Auge.

Als ihr durch Gesten bedeutet wird, den rechten Arm zu verwenden (G. r.), legt sie den rechten Zeigefinger flach ans Auge.

Mund zeigen, Vm.:   Mit der linken Hand an die Nasenspitze.
Vm., G. r.:   Wiederholtes Beugen des Zeigefingers, An-
                              setzen des gebeugten Zeigefingers an die
                              Nase.

Salutieren, Vm.:   Setzt links die Hand flach am Auge an.
Das Knie zeigen, Vm.:   Faßt immer wieder mit der linken Hand
                              ins Gesicht, bald mit der Faust, bald in
                              Lange-Nase-Haltung.

Linke Hand zum rechten Ohr,
   Vm.:   Hebt die Faust.

Bei Wiederholung der Aufgabe (Vm.) der gleiche Fehler. Bei der dritten Wiederholung gelangt sie über die Mittellinie bis zum Backenknochen, bei der vierten bis zum Auge.

Rechte Hand linkes Ohr: Kommt mit der geballten Faust an die
                              rechte Mundseite und zwar mit der rech-
                              ten Hand, deren Benutzung ihr durch
                              Gesten nahegelegt wurde (G. r.).

Die Verwertung des Körperschemas in der Praxie.

Rechte Hand linkes Ohr, Vm., G. r.: Einmal den gleichen Fehler wie oben, bleibt im Bereich der rechten Körperhälfte. Dann versucht sie mit dem linken Arm eine Bewegung zu machen.

Lange Nase machen, spr.: Rechte Hand gespreizt vor den Mund, bleibt vor diesem stehen, setzt an diesem an.

Auch wenn der richtige Ansatzpunkt durch den Untersucher berührt wird, erfolgt die gleiche Fehlreaktion. Auch sonst bewirkt die Berührung einer Stelle des Kopfes nicht, daß sie sie dann präzise in der Handlung erreicht. Darüber wird noch später berichtet werden.

Als ihr das Knie berührt wird und ihr durch Gesten klargemacht wird, sie solle das Knie berühren, so kommt sie mit der geballten Faust in die Nähe und schnellt dann mit der Faust gegen das Gesicht zurück.

Ausdrucksbewegungen:

Drohen, spr.: Macht links die Faust, aber keine Drohbewegungen.

Vm.: Dasselbe, versucht dann den linken Daumen in die sonst geballte Faust zu bohren.

Vm.: Jetzt erfolgt eine steife Hin- und Herbewegung.

Vm., G. r.: Macht bohrende Bewegungen mit der rechten Faust.

Winken, Vm.: Macht steife Pro- und Supinationsbewegungen mit der offenen rechten Hand.

Kußhand werfen, Vm.: Macht mit der rechten halbgeschlossenen Hand die Bewegung des Herausziehens, aber nur in der Nähe des Mundes.

Vm.: Dasselbe bereichert durch die Bewegung des Zwickens und Zwischen-die-Finger-nehmens mit Daumen und Zeigefinger.

Die Pat. zeigt Punkte des Außenraumes mit einem apraktischen Greiffehler, der rechts stärker ist als links. er beträgt nur $1^1/_2$—2 cm. Den gleichen Greiffehler begeht die Pat., auch wenn ein Punkt des eigenen Körpers berührt wird und sie nach der berührten Stelle hinblickt. Der Greiffehler ist unabhängig von dem berührten Punkte, er ist auch im Gesicht nicht größer als im Armbereich. Der Greiffehler tritt am Körper nur dann hervor, wenn der Reiz dauernd an der Körperoberfläche bleibt. Berührt man nur kurz und läßt dann die Stelle zeigen, so ergeben sich viel gröbere Fehler nach der Art der oben beschriebenen Fehlhandlungen bei reflexiven Bewegungen. Der Greiffehler tritt rechts viel deutlicher in Erscheinung als links, er unterliegt den bekannten Schwankungen apraktischer Störungen, ist links gelegentlich überhaupt nicht nachweisbar, er tritt nicht nur beim Greifen, sondern auch beim Zeigen zutage.

Dieser Greiffehler tritt auch bei Objekthantierungen zutage. Darüber hinaus macht sie auch noch andere Fehler.

74   Die Verwertung des Körperschemas in der Praxis.

Nagel einschlagen. Vm.   Nimmt den Nagel richtig in die linke Hand, den Hammer in die rechte und schlägt ihn mit dessen Breitseite steif und ungeschickt ein. Schließlich hämmert sie sogar mit dem Holzstiel.

Als sie den Nagel herausziehen soll, gelingt es ihr trotz Vormachens nicht, die Zangenbranchen zu öffnen, sie schlägt mit der Zange drauflos und versucht mit der linken Hand, den Nagel durch Ziehen zu entfernen; dann schlägt sie mit der Zange schief gegen die Spitze des Nagels. Es gelingt ihr aber ziemlich prompt, den Nagel mit dem Finger herauszuziehen.

Eine Schere faßt sie mit beiden Händen richtig. Ein Pfeifchen wird richtig zum Munde geführt. Einschenken aus einer Flasche in ein Glas geht gut, doch schenkt sie mit einem Lokalisationsfehler ein.

Als sie ein Zündhölzchen einer Schachtel entnehmen soll, greift sie immer wieder zunächst an die Breitseite. Einmal faßt sie noch bei geschlossener Schachtel mit den Fingern zu. Als sie eine Wachskerze anzünden soll, bleibt sie etwas entfernt von der Wachskerze mit dem Streichholz stehen.

Als ihr die Bewegung des Fliegenfangens vorgezeigt wird, macht sie sie ungeschickt nach, mit zeitweiser Entgleisung in bohrende Bewegungen.

Als sie sich mit einer Bürste bürsten soll, fährt sie in einiger Entfernung von den Haaren wischend in der Luft hin und her.

Die folgende Reaktion erscheint bemerkenswert. Die Pat. wird rechts an der Stirne berührt und aufgefordert, nach diesem berührten Punkt zu greifen, sie greift zunächst mit der rechten Hand mit kleinem Greiffehler hin, sodann aufgefordert, es mit der linken Hand zu machen, greift sie mit der linken Hand zu einer symmetrischen Stelle der Stirn. Bei nochmaliger Wiederholung des Versuchs erfolgt der gleiche Fehler. Auch an der Brust erfolgen unter gleichen Versuchsanordnungen bei einer größeren Reihe von Versuchen gelegentlich gleiche Fehler.

Die Pat. zeichnet einfache Formen mit Fehlern, welche zum Teil dem Greiffehler entsprechen, zum Teil aber einer apraktischen Unfähigkeit, gerade Linien zu zeichnen, entsprechen, leidlich nach. Bei komplizierteren versagt sie vollkommen.

An diesem Fall wollen wir uns also klar machen, wie weit man die besprochenen Gesichtspunkte für die Analyse einzelner Apraxiefälle verwerten kann. Es handelt sich um eine Pat. mit einer schweren, wohl vorwiegend sensorischen Aphasie und apraktischen Erscheinungen. Wegen der schweren Störung des Sprachverständnisses wird die Aufforderung zum Handeln meist durch Vormachen gegeben. Hier zeigt sich zunächst, daß die Pat. außerstande ist, einen Punkt des Außenraumes oder des eigenen Körpers zeigend oder greifend genau zu treffen. Diese Greifstörung kann nicht optisch bedingt sein, denn die Pat. macht mit der linken Hand geringere Fehler als mit der rechten und die Greifstörung tritt auch dann hervor, wenn die Pat. Punkte ihres eigenen Körpers berührt. Man könnte meinen, daß taktil-sensible Störungen schuldtragend wären. Gegen diese Annahme spricht jedoch, daß sich bei der Pat. Sensibilitätsstörungen nicht nachweisen ließen und daß auf optischem Wege eine Korrektur des Fehlers nicht möglich war. Man könnte fragen, ob nicht eine motorische Störung im engeren Sinne vorliege (Parese, Rigor), aber weder Parese noch Rigor konnten nachgewiesen werden. Ganz abgesehen davon, daß die Art der Störung diesen Gedanken nicht aufkommen ließ. Dieser apraktische Greiffehler ist also als selbständige Komponente aus dem Gesamtbilde ausschälbar. Es zeigt sich aber sofort, daß er unmöglich den Fehler erklären kann, den die Pat. macht, wenn sie einen Körperteil zeigen soll. Dieser Fehler ist beträchtlich größer, und man darf vermuten, daß er auf ungenügende Verwertung des Körperschemas zu beziehen ist. Hierfür spricht nicht nur die Größe des Fehlers, sondern auch die Tatsache, daß die Pat. gelegentlich an Stelle eines geforderten, den symmetrischen Punkt zeigt. Die Pat. ist offenbar außerstande, die Anschauung eigene Nase, eigenes Ohr im Handeln zu verwerten, ohne daß wir Grund hätten anzunehmen, die Pat. sei in bezug auf das eigene Auge agnostisch. Es ist zwar auffallend, daß die Pat. sich mit einem falschen Resultat begnügt, was bei den Greiffehlern meist nicht der Fall ist, aber wir wissen ja, daß durch eine cerebral bedingte Fehlleistung sonst intakte Funktionen unterdrückt werden. Diese Unfähigkeit, die autotopische Fehlleistung zu erkennen, gehört in das Kapitel der Nichtwahrnehmung eigener Defekte und stellt sich als eine sekundäre Hemmung sonst intakter Leistungen dar. Wir hätten also einen relativ selbständigen Praxiefehler vor uns. Nun ist die Pat. auch außerstande, eine bestimmte feinere Einzelbewegung zu leisten, sie kann, trotzdem die motorischen Möglichkeiten gegeben sind, nicht einen einzelnen Finger zeigen. Dabei ist es ausgeschlossen, daß es sich um eine paretische Störung im engeren Sinne handele, denn die Pat. kommt nach vielem Probieren ja meistens doch zur richtigen Innervation. Sie entgleist dabei gelegentlich in andere Bewegungsformen, und es scheint, daß also die Wahl der Muskelinnervation in zweifacher Weise gestört sei, einesteils in der gestörten Auswahl in bezug auf die primitive Innervation, anderenteils in bezug auf die Wahl der komplizierteren Form. Eine besondere Schwierigkeit bietet die Frage der Objekthantierung, denn wenn die Pat. mit der Breitseite des Hammers anstatt mit dessen Schmalseite den Nagel einschlägt, so könnte es sich ja um die Unfähigkeit handeln, die richtige komplizierte Bewegungsfigur zu finden, und es scheint in der Tat, daß die Störungen der Objektpraxie vorwiegend mit solchen Störungen komplizierterer Bewegungsformeln in Zusammenhang stehen. Aber die Bildung einer solchen Bewegungsformel setzt ja eine genaue Kenntnis der Eigentümlichkeiten des Objektes voraus, und die Objektgnosie geht ja in diesem Bewegungsentwurf mit ein. Man könnte diese objektapraktischen Störungen als die Unfähigkeit bezeichnen, die Kenntnis des Objektes im Handeln zu verwenden. Da ist es sehr charakteristisch, daß LIEPMANN bei seinem Regierungsrat, gleichfalls einen Greiffehler gefunden hat. Dieser bestand aber darin, daß er an Stelle eines Objektes ein anderes nahm, und zwar nur mit der apraktischen Hand. Das ist aber ein Fehler, der völlig verschieden ist von dem Greiffehler, den wir bei unserer Pat. antrafen. Freilich stehen eingehendere Analysen gerade dieses Punktes aus. Es scheint nun, daß, wie schon bereits erwähnt, die Schwierigkeit in der Handlung die Verwertung gnostischer Teilkomponenten verhindert, so faßt unsere Pat. nach den Streichhölzern, obwohl die Streichholzschachtel noch geschlossen ist. Wieder kann man fragen, ob das nicht eine gnostische Störung sei, aber es zeigt sich sehr bald, daß hier nur der an sich richtige Entwurf durch motorische Entgleisungen gestört wird.

So wirft denn dieser Fall wiederum die Frage nach dem Teilkomponenten des Handelns auf und ist so ein Beispiel, daß die von uns getroffenen Unterscheidungen für die Analyse der Apraxie nicht gleichgültig sind.

Für die einzelne Handlung wären demnach folgende Momente wichtig: 1. die Verwertung des Raumes, wobei zwischen Außenraum und Körperraum zu scheiden ist; 2. die Verwertung des Körperschemas. Es ist ausdrücklich zu betonen, daß die Verwertung des Körperraumes allein nicht ausreicht; 3. die Verwertung der Objektkenntnisse und der ihnen zugehörigen Bewegungsformel und 4. die richtige Innervationsverteilung, die Verwertung der Motilität.

BRUN verwirft die Bewegungsformel LIEPMANNS und möchte die Bewegung als eine sich automatisch abwickelnde Folge ekphorierter Engramme auffassen. Er übersieht aber hierbei voll-

Die Verwertung des Körperschemas in der Praxie.

ständig, daß jede Bewegung letzten Endes ein psychologischer Akt ist, dessen Natur nur psychologisch ergründet werden kann. Auch LIEPMANN ist sich vollständig darüber klar, daß die Bewegungsformel vieles in Gang setzt, was rein körperlicher Art ist. BRUN vernachlässigt auch, daß, wie schon erwähnt, der LIEPMANNsche Vorstellungsbegriff sich keineswegs mit dem der Populärpsychologie und dem der Experimentalpsychologie deckt. Der Begriff ist hirnphysiologisch gedacht und umfaßt auch die Residuen. Es ist ja nicht Aufgabe dieser Untersuchungen, die unter 4 genannten Faktoren eingehend zu analysieren. Man würde zweifellos auf komplizierte Automatismen zum Teil striärer oder allgemeiner extracorticaler Natur stoßen. Hierher gehören auch die tonisch akinetischen Erscheinungen, die man häufig mit der Apraxie vergesellschaftet findet, und auch die Hyperkinesen, Mitbewegungen, die Tendenzen zur vorzeitigen motorischen Reaktion, Dinge, die ja KLEIST besonders eingehend berücksichtigt hat. Wir betrachten ja hier die Apraxie nur so weit als das für unser Thema vom Körperschema notwendig ist.

Man darf natürlich nicht meinen, daß die einzelne Handlung die hier analysierten Teilkomponenten als isolierte Stücke aufweist. Jede Handlung bleibt ein einheitliches Ganzes, eine einheitliche Intention, die zu ihrer Durchführung der Intaktheit körperlicher Apparate bedarf. Es erhebt sich die Frage, was vom Akte der Handlung introspektiv faßbar sei und was sich der Introspektion entziehe. Körperschema, Raumwerte sind natürlich psychologisch repräsentiert, sind aber zum Teil nicht ausdrücklich konstatiert, sondern auf niedrigerer Bewußtseinsstufe (vgl. hierzu E. WESTPHAL). Neben dem anschaulichen Material dieser Art spielen aber unanschauliche Wissenselemente, Bewußtheiten nach ACH eine wesentliche Rolle. Nun habe ich immer wieder betont, daß das bloße Wissen vom Körper nicht genügt, um dessen Bild für die Handlung dienstbar zu machen. Es gibt also ein leeres Wissen und ein volles Wissen vom Körper, ein Unterschied, der für die Psychologie von allgemeiner Bedeutung sein dürfte. In diesen Wahrnehmungen, Vorstellungen und „vollen Bewußtheiten" ist die Basis gegeben, auf der sich die Intention aufbaut. Die Einzelheiten der Innervation sind körperliches Geschehen, und es muß gefragt werden, ob sich denn nicht die ganze Umsetzung der Raumwerte und Bilder in die Handlung abseits des Bewußtseins abspiele und ob nicht nur kinästhetische Elemente im weitesten Sinne die Durchführung der Intention begleiten; ja es ist zuzugeben, daß ein guter Teil der motorischen Durchführung auf reflektorischen Mechanismen (im weitesten Sinne) beruht, welche sich nicht einmal durch kinästhetische Elemente verraten. Ich erinnere nur an die Rolle des Kleinhirns, das, trotz LOTMAR und GOLDSTEIN und REICHMANN mit der bewußten Sensibilität nichts zu schaffen hat. Nun sind aber in jede Handlung eine Reihe von phylogenetisch erworbenen Innervationskomplexen eingebaut, welche sich am ehesten als Relikte früherer Handlungen verstehen lassen, auch wenn sie derzeit in rein körperlicher Weise ablaufen. Es muß übrigens betont werden, daß die Hirnläsion nicht eine Teilkomponente der Handlung isoliert beeinträchtigt, sondern es ist meist eine Teilfunktion zwar besonders geschädigt, aber andere in geringerer Weise mitbetroffen.

Die Lehre von der Apraxie ist für das Lokalisationsproblem besonders bedeutsam. Es kann keine Rede davon sein, daß Bewegungsvorstellungen in irgendeiner Art zerstört seien. LIEPMANN hat gestützt auf die Tatsache, daß der psychische und motorische Besitz nicht als solcher verändert sei, die Ansicht vertreten, die Apraxie käme durch Läsion langer Assoziationsbahnen zustande, durch eine Läsion, welche das Sensomotorium vom Taktilen, Optischen, Akustischen isoliert. Aber jede corticale Läsion, jede Beeinträchtigung cerebraler Höchstfunktionen bringt nur Unfähigkeit zur Zusammenfassung zur Synthese und die Unfähigkeit zur Zerlegung eines Ganzen mit sich. MOURGUE hat von der Fähigkeit der opposition und découpage gesprochen, welche durch Hirnläsion gestört werde. Es ist ein Ausbleiben der höheren Synthese und der Fähigkeit der Analyse, oder um mit RIEGERS Worten zu sprechen, es ist die Fähigkeit verloren gegangen, zwischen Legato und Staccato zu wählen. RIEGER unterscheidet die Zügellosigkeit eines Hirnapparates mit zwangsmäßigem innerem Legato [dabei kann man nichts auseinandernehmen] und die einfache Schwäche eines Hirnapparates mit mangelhaftem Legato [dabei kann man nichts zusammenbringen[1])].

---

[1]) Die Arbeit RIEGERS hat meines Erachtens nicht diejenige Würdigung gefunden, die sie verdient. Sie bringt eine Reihe grundsätzlich bedeutsamer Auseinandersetzungen über Agnosien und Apraxien.

Die Verwertung des Körperschemas in der Praxie. 79

Es gibt nur ein sicheres Beispiel der Störung komplizierter psychischer Funktionen durch die Läsion langer Assoziationsbahnen, und das ist die von LIEPMANN[2]) entdeckte sympathische Apraxie bei Balkenläsion, und es ist besonders wesentlich, daß auch diese Störung nicht mit sich bringt, daß bestimmte psychische Elemente hinweggenommen werden, daß nicht der groben psychologischen Analyse entsprechend grobe Teile ausfallen, sondern daß ein primitiver Gesamtmechanismus an Stelle eines höheren hervortritt. Man darf also den Begriff der langen Assoziationsbahnen nicht mit dem psychologischen Assoziationsbegriff in Beziehung bringen. Wir sehen zwar bei den nicht sympathischen Apraxien sehr ähnliche Störungen der Synthese, gleichwohl sprechen die Obduktionsbefunde nicht dafür, daß die apraktischen Störungen auf eine isolierte Beteiligung des Markes zu beziehen seien. Andernteils ist es wohl gerade aus den vorangehenden Ausführungen klar geworden, daß es sich keineswegs psychologisch um die Absperrung des Motoriums von Optischen und Taktilen und dergleichen handeln könne. Wir haben keinen Grund anzunehmen, die Praxie sei in jenem Teile des Gehirnes lokalisiert, dessen Zerstörung Apraxie macht. Aber die um den Gyrus supramarginalis und angularis zentrierte Region ist offenbar zur Durchführung zweckentsprechender Handlungen nötig. Ich glaube nicht, daß die verschiedenen Formen der Apraxie als Grade der gleichen Störung aufzufassen seien oder als verschiedenen Reaktionen des Gesamthirns auf die gleiche Schädigung, sondern es sind verschieden lokalisierte Störungen anzunehmen, welche den einheitlichen Akt des Handelns in verschiedener Art und Weise abändern

Wir betrachten die Apraxie unter dem Gesichtswinkel eines bestimmten biologischen Gesichtspunktes. In der Handlung richtet sich der Mensch auf ein bestimmtes Ziel und diese Haltung kann in verschiedenen Stufen der Vollendung erfolgen, und es kann bald dieses, bald jenes Ziel dem Handeln zugänglicher sein. Auch der Apraktische hat in seinem Handeln Zwecke und wir können weder LIEPMANN noch HEILBRONNER folgen, wenn sie aus der Apraxielehre Zweifel an der Einheitlichkeit des Ichs schöpfen. Dem Apraktiker gehorchen bestimmte Apparate nicht, sie stehen ihm nicht zur Verfügung.

Aber auch die apraktische Handlung ist intendiert wie jede Handlung einer Gesamtperson. HEILBRONNER hat hervorgehoben, es sei verwunderlich, daß die Apraktischen und Agnostischen sich so willig den eingehenden Untersuchungen, die ja für sie keinen Zweck haben, unterziehen und er sieht hierin einen Beweis dafür, daß an diesen Handlungen das Ich nicht beteiligt sei. Zweifellos steht der Apraktische seinem Tun anders gegenüber als der in seinem Handeln Ungestörte. Seine Stellungsnahme ist eine veränderte. Es ist wahr, er hat die Tendenz, die apraktischen Reaktionen von sich abzuspalten, aber es liegt hier nur eines jener vielen Beispiele vor, daß ähnliche Verdrängungsmechanismen sich als Folge organischer Hirnläsionen einstellen, die wir als Folgen eines psychischen Traumas, eines psychischen Konfliktes kennen. Von dem Verhalten der Apraktiker gegenüber ihrer Störung führen Brücken zu der mangelnden Selbstwahrnehmung cerebraler Störungen und ich habe mich bereits früher zu der Ansicht ANTONS bekannt, diese sonderbar psychische Einstellung gehe unmittelbar auf die Hirnläsion zurück. Aber auch verdrängte Erlebnisse sind Erlebnisse, die dem Ich zugehören.

V. Folgerungen und Ausblicke.

Ich glaube, daß auch für die primitiven neurologischen Störungen das Körperschema von Bedeutung sein muß. Es wäre unter dem Gesichtswinkel der angeführten Tatsachen zu untersuchen, ob nicht die konstanten Lokalisationsfehler, die u. a. auch STRÄUSSLER beobachtet hat, einer besseren Erklärung und Durchforschung zugänglich wären. Es kann für die klinische Betrachtung nicht gleichgültig sein, wenn GEMELLI zeigen konnte, daß die Distanz zweier Tasterzirkelspitzen anders eingeschätzt wird, wenn der Arm in maximaler Abduction ist und wenn er sich in natürlicher Stellung befindet und daß diese Unterschiede darauf zurückzuführen sind, daß die Entfernung der Zirkelspitzen perspektivisch eingeschätzt wird. Dementsprechend wird bei Blindgeborenen ein solcher Unterschied nicht gefunden. Ich habe beobachten können, daß der Intentionstremor bei cerebellarer Läsion in der Erscheinung wechselt, je nachdem es sich um eine gegen den eigenen Körper gerichtete Bewegung handelt oder um Bewegungen gegen den Außenraum zu; im ersteren Falle treten die Bremsungen stärker hervor (3). Man wird sich überhaupt klarmachen müssen, daß doch jede Bewegung ja schließlich die

Folgerungen und Ausblicke. 81

Gesamtpersönlichkeit voraussetzt und daß selbst bei einer Neuritis die Bewegungsstörung nicht nur von der anatomischen Läsion abhängt; kürzlich hat WEIZSÄCKER auf die Bedeutung dieses Gesamtcharakters für die natürliche Bewegung hingewiesen und er konnte auch bei der Tabes dorsalis zeigen, daß die Bewegung von dem aktischen Hin- und Herschwanken abgesehen, einen Fehler zeigt, der in eine konstante Richtung geht, ein Fehler, der von der Individualität abhängig ist.

Es muß also wohl das Körperschema und seine individuelle Variation für jede Bewegung etwas mit bedeuten können; ebenso aber auch die individuelle Raumauffassung des einzelnen Menschen. Ich hatte Gelegenheit, bei einer Sinusthrombose mit ausgedehnten Erweichungen besonders in den oberen Parietalläppchen folgende Störung zu beobachten. Die Pat. kam beim Kniehackenversuch regelmäßig in die Gegend der Hüftbeuge und zwar beiderseits; ja selbst, wenn sie zunächst das Knie erreicht hatte, rutschte sie mit der Ferse gegen die Hüftbeuge zu hinauf. Dabei waren Stich, Berührung, Temperatur und Lageempfindung nicht gestört. An den Beinen bestand Hypotonie. Die Pat. zeigte eine Gangstörung, welche einen funktionellen Eindruck machte. Beim Fingernasenversuch und beim Lange-Nase-Machen greift die Pat. oft daneben und setzt auch gelegentlich den Daumen am Mund an. Leider habe ich die Pat. nicht mit der wünschenswerten Genauigkeit untersuchen können, da sie, zwar am Tage der Aufnahme frisch, bald nach epileptischen Anfällen in ein Koma verfiel. Immerhin scheint mir das konstante Verfehlen des Knies beim Kniehackenversuch, dieser konstanten Richtungsfehler, auf eine Läsion des Körperschemas hinzuweisen. Und es ist gewiß bemerkenswert, daß ich das gleiche Symptom angetroffen habe bei einem traumatischen Falle, in dem Mitbewegungen und cerebellare Gleichgewichtsstörungen dominierten. Es handelt sich um einen Epileptiker, dessen Epilepsie im Anschluß an einen Sturz vom Pferd sich verschlechtert hatte. Interessanterweise kommt es bei diesem Pat. im epileptischen Anfall nach einer tonischen Streckphase zu einem Anziehen der Beine, welches an den Fehler beim Kniehackenversuch erinnert. Liegt hier vielleicht ein Hinweis darauf, daß dieser konstante Fehler beim Kniehackenversuch irgendwie im motorischen Mechanismus begründet sei, welche dem Körperschema zugeordnet sind, handelt es sich um subcorticale oder corticale Mechanismen? Und es mag in diesem Zusammenhang bemerkt werden, daß ich in der Krankengeschichte, die zu einer Zeit angelegt ist, wo mir das Problem des Körperschemas noch nicht nahe stand, vermerkt finde, daß der Pat. bei einer Adiadochokineseprüfung häufig anstatt des linken das rechte Bein innerviert. Ich bin mir natürlich bewußt, daß dies Symptom das konstante Abweichen der Ferse in die Hüftgegend beim Kniehackenversuch noch keineswegs geklärt ist. Doch scheint es mir wichtig, die Aufmerksamkeit darauf zu lenken.

Fall XII. Leonhard K., 23 Jahre alt. In der psych. Klinik vom 29. VII. bis 30. X. 1921. Nach den Angaben der Mutter hat der Pat. seit dem 7. Jahre Anfälle. Er wird rot, der Körper streckt sich, dann zieht es ihn zusammen; gelegentlich folgt ein Schütteln nach. Die Dauer des Anfalles schwankt zwischen 1 und 5 Minuten; häufig Zungenbisse, nur einmal hat er eingenäßt. Er war zu Hause im Geschäft tätig und war vollwertig. Juli 1920 stürzte er vom Pferd. Er war nicht bewußtlos, mußte aber nach Hause getragen werden. Kopfweh und Erbrechen traten ein. Die Anfälle häuften sich, schließlich wurden die Hände immer ungeschickter, so daß er nicht einmal die Speisen zum Munde führen konnte. Nach zirka 2 Monaten traten die Anfälle stark gehäuft auf, bis zu 70 im Tage. Auch eine Gangstörung trat in dieser Zeit auf. In letzter Zeit sind die Anfälle seltener. Die Gangstörung steigert sich nach den Anfällen. Zwei Kinder der Deponentin sind gesund. Der Pat. hat mit zirka 7 Jahren eine Mittelohrentzündung durchgemacht.

In der Klinik erweist sich der Pat. als örtlich und zeitlich orientiert, geordnet und zugänglich. Er zeigt mit Ausnahme einer gewissen Schwerfälligkeit keine psychischen Störungen. Die Anfälle sind seiner Angabe nach in letzter Zeit seltener geworden; er verletzt sich häufig am Hinterkopf und in der Umgebung des Auges. Er hat sich auch oft in die Zunge gebissen und auch oft eingenäßt.

Die körperliche Untersuchung ergab folgendes: Kleiner Mensch von gedrungenem Körperbau und relativ großem Schädel bei auffallend zarten Extremitäten, besonders die Hände sind zart. Über dem Hinterhaupt eine derbe Narbe, die schwer verschieblich ist. Keine Hirnpulsation. Innere Organe o. B. Im Bereiche des Schädels und der Wirbelsäule nach dem Befunde des Zentralröntgeninstitutes keine sichere Veränderung nachweisbar. Nur zwischen dem 2. und 3. Halswirbelkörper an der Vorderseite eine streng lokalisierte sekundäre, arthritische Veränderung nachweisbar (Dr. Pordes). Neurologischer Befund: Er geht in einer sonderbar vertrakten Weise, stellt entweder die Fußspitzen oder die Hacken auf, hält die Beine dabei ganz steif und hat die Tendenz, mit Wucht nach hinten zu fallen. Sich selbst überlassen, würde er bald nach hinten fallen. Eine Bevorzugung einer bestimmten Seite ist nicht vorhanden. Beim Gang kommt es zeitweise zu sonderbaren tonischen Verdrehungen der Arme mit steifen Mitbewegungen der Hand, welche an Athetose erinnern.

Folgerungen und Ausblicke.

Beim Kniehackenversuch landet die Ferse in der Nähe der Leistenbeuge; es erfolgt eine übermäßige tonische Beugung besonders stark im Hüftgelenk bei gleichzeitiger Abduction. Es entsteht der Eindruck, als würde der Fuß hinaufgezogen.

Der Fuß kann angeblich nicht dorsalflektiert werden; doch erfolgt eine solche Dorsalflexion oft extrem bei Gehversuchen. Die Bewegungen erweisen sich auch sonst nicht als eingeschränkt; es besteht auch keine Herabsetzung der groben Kraft. Die Sensibilität ist ungestört. Bauchdeckenreflexe, Armreflexe, Patellarreflexe, Achillessehnenreflexe +, r = l.

Kein Babinski. Kein Oppenheim. Fußklonus angedeutet (unecht). Keine Druckpunkte. Keine Störung der Blasen- und Mastdarmfunktion und des Schluckaktes.

Motorische, sensorische und sensible Hirnnerven intakt, insbesondere Augenhintergrund o. B. Vestibulares: Kein spontanes Vorbeizeigen. Das Nach-hinten-Fallen durch Kopfstellung nicht beeinflußbar. Bei kalorischer Spülung normale Zeige- und Fallreaktionen. Conjunctival-, Corneal-, Pupillar- und Rachenreflexe normal.

In Ruhelage sind beide Füße in ausgesprochener Spitzfußstellung.

Beim Aufrichten aus liegender Stellung werden die Beine in die Höhe gehoben, und in dieser Stellung einige Zeit kataleptisch festgehalten, dabei vertrakte Bewegungen, Hin- und Herrutschen des Oberkörpers, beim Versuche aufzustehen. Er bewegt die Knie nach innen oder außen u. dgl. mehr.

Dauernde Tonusabänderungen bestehen nicht, doch bestehen wechselnde, schwer definierbare Spannungen gegenüber passiven Bewegungen, besonders an den unteren Extremitäten.

Bei der Adiadochokineseprüfung erfolgen, wenn Pro- und Suppination gefordert wird, sehr häufig vertrakte Mitbewegungen sowohl an der gleichen als auch an der ungleichen Seite. Auch werden sehr häufig Bewegungen im Ellbogen- und Schultergelenk ausgeführt, ohne daß Pro- und Supination erfolgte. Erst nach wiederholten Versuchen gelingt Pro- und Supination; dann aber mehrfach hintereinander, ohne wesentliche Adiadochokinese.

Beim Fingernasenversuch ist die Bremsung vor dem Erreichen des Zieles eine sehr launenhafte.

Bei der Adiadochokineseprüfung am Bein innerviert er häufig an Stelle des Linken das Rechte und umgekehrt.

Anfälle traten in der Zeit der Beobachtung in der Klinik wiederholt auf. Einer dieser Anfälle wurde von mir in allen seinen Phasen beobachtet. Der Pat. lag im Bette. Der Anfall begann damit, daß er sich halb aufgerichtet nach links hinten stürzt. Arme und Beine werden tonisch gestreckt; schon während dieser Phase sind klonische (nystaktische) Zuckungen an den Augenmuskeln vorhanden, und zwar nach oben an; an die tonische Streckphase schließt sich eine tonische Zusammenkrümmung an, in der er sich im Bette zusammenkrümmt, die Beine anzieht. Diese Stellung erinnert lebhaft an Haltungen, die er auch sonst einnimmt, etwa beim Versuche aufzustehen oder bei dem Versuche, sich im Bette zu drehen. Er erinnert auch an die Art, wie er beim Kniehackenversuch mit der Ferse über das Knie hinausgehend gegen die Leiste zu rutscht. An die tonische Beugephase schließt sich eine ganz kurz

6*

dauernde klonische Phase an. Unbesinnlichkeit, in der er ans Genitale faßt. Knapp nach dem Anfall ist an dem linken Arm ein ausgesprochener Intentionstremor nachweisbar.

Nach den ersten Tagen der Beobachtung schwand die Spitzfußstellung im Liegen dauernd. Unter suggestiven Maßnahmen hat sich die Gangstörung im wesentlichen nicht geändert; er stapft jetzt im Hackengang, geht kleinschrittig und fällt noch immer nach hinten; das tonische Anziehen des Fußes beim Kniehackenversuch in der Richtung zur Leistenbeuge ist konstant vorhanden.

Ich hatte diese Krankengeschichte ursprünglich einem anderen Zweck zugedacht. Die Ähnlichkeit der zweifellos organisch bedingten Symptomatik dieses Falles mit einer psychogenen ist eine außerordentlich große, und es sollte an diesem Fall diese Ähnlichkeit dargestellt werden zwischen vermutlich cerebellaren und hysterischen Gleichgewichtsstörungen. Trotzdem ich zu der Annahme neige, es liege in diesem Falle eine cerebellare Läsion vor, wäre es immerhin denkbar, daß auch in diesem Fall der motorische Anteil des Körperschemas cortical oder striär geschädigt sei.

Und hiermit kommen wir zu dem wichtigen Problem der Beziehungen unserer Befunde zur Hysterie. Ganz fraglos ist das Körperschema in Mund, Auge, Ohr, Hand, Fuß u. dgl. gegliedert, also in jener Weise, in welcher der Laie den Körper gliedert. Eine Gliederung, welche ja auch in den hysterischen Sensibilitätsstörungen erscheint und für deren Ausbreitung maßgebend ist. Damit wird aber die hysterische Sensibilitätsstörung von dem Verdacht des „Willkürlichen" gerechtfertigt. Wir sind nahe daran, sie hirnphysiologisch erklären zu können. Wieder muß daran erinnert werden, daß in einem Hysteriefalle von PICK der Pat. in bezug auf den eigenen Rücken autotopagnostisch war. Nun hat JANET (1) gezeigt, daß Kranke, die auf der einen Seite anästhetisch sind, den gesunden Arm auf Auffordern prompt bewegen; sollen sie aber den anästhetischen heben, dann heben sie beide zusammen. Eine andere Pat. vermengt gleichfalls die Bewegungen symmetrischer Körperstellen. Sie zögert nicht auf Kommando, den Arm hoch zu heben, aber sie führt den Befehl mit der der geforderten entgegengesetzten Seite aus. Sowohl JANET (2) als auch JONES (2) haben gezeigt, daß bei der Allochirie die Motilität der Sensibilität folgt.

LIEPMANN (1) hat bereits folgendes geschrieben: „So verschieden in den einzelnen Zügen die hysterischen Abulieen, Lähmungen, Anästhesien von der hier geschilderten Apraxie sind, im Effekt bestehen doch prinzipielle Übereinstimmungen. Zugleich kommen wir hier auf ein Problem zurück, das uns wiederholt beschäftigt hat. Auch beim Hysterischen suchen wir die Störung nicht in dem zentralen Bewegungsapparat (etwa Armzentrum und ablenkende Bahnen), sondern darin, daß der Wille die Herrschaft über den Apparat verloren hat. Auch bei der hysterischen Sensibilitätslähmung werden zentripetale Erregungen verwertet, ohne in das Gesamtbewußtsein einzugehen. **Die Unterbrechung liegt aber gewissermaßen an derselben Stelle der Psyche"** (von mir gesperrt).

Auch bei den organischen Fällen schienen Motilität und Sensibilität eng miteinander verbunden zu sein, und wir hatten Schwierigkeiten, den motorischen Faktor herauszusondern. ROSENBERG, PÖTZL (2) haben auf dieses gemeinsame Grenzgebiet hingewiesen. Ein Grenzgebiet, das zu der EXNERschen Sensomobilität in enger Beziehung steht. Auch HEILBRONNER (1) verweist auf das Zusammenfließen von Praxie und Gnosie. Aber hier liegt keine völlige Verschmolzenheit vor; motorische und sensorische Anteile des Körperschemas können gesondert werden und motorischer und sensorischer Anteil haben selbständige primitive Apparate sensibler und motorischer Art zu ihrer Fundierung. Man sieht wiederum, daß es sich um zentrale Probleme handelt.

Man wird in Zukunft auf diese Dinge mehr achten müssen; man wird die Wertigkeit der einzelnen Körperteile im Schema, die Besonderheiten ihrer Vertretung, die Besonderheiten der Verknüpfung mit dem Motorischen genauer beachten müssen und wird dann erst die Möglichkeit gewinnen, die Beziehung dieser Dinge zu den Psychosen zu studieren. Von hier aus könnte man die Grundlage gewinnen für die Verwertung der tiefen Konzeption WERNICKES von der Somatopsyche. Ähnliches hat PICK angedeutet.

Hier sind die Grundlagen für eine künftige Forschung in bezug auf die Hypochondrie. Die wichtige Frage der psychischen Repräsentation des Körperinneren wird in Zukunft zu beachten sein.

FREUD hat darauf hingewiesen, daß der eigene Körper mit im besonderen Maße von Libido besetzt ist, an welchen Gebilden setzt aber diese Libido an? Wie ist das Bild, das wir uns vom eigenen Körper machen? Und werden Libidostörungen in bezug auf den eigenen Körper auch dieses Bild verändern? Das

Problem der Autoskopie, der halluzinatorischen Wahrnehmung der eigenen Person im Außenraum, taucht hier auf. Die eigene Gestalt kann ja beachtet werden und eigenartige hypochondrische Sensationen können hierbei auftreten wie ich das bei ganz anders gerichteten Versuchen zeigen konnte (2, 5). Wir kommen der Fragenstellung nahe, wie alle diese Dinge hirnphysiologisch zu fassen seien. Auch die psychische Repräsentation des Körperschemas, die Psychologie der Wahrnehmung des eigenen Körpers und der Vorstellung des eigenen Körpers bedarf noch eingehender Untersuchungen.

Damit ist jedoch die allgemeine Bedeutung des hier über das Körperschema vorgebrachten nicht erschöpft. Wir tun einen Blick in die Gliederung der Psyche. Die Eindrücke taktiler, kinästhetischer und optischer Art werden in ein Gesamtbild vereint, und mit Hilfe dieses Gesamtbildes wird erst das neue Einzelerlebnis eingeordnet. Es gibt also innerhalb des Seelischen Zusammenfassungen und Kuppelungen allgemeiner Art, welche dann als bereitgestellte Gesamtformen verwendet werden. Es sind teleologisch gesprochen zweckmäßige Hilfsapparate, mittels deren sehr rasch eine spezielle Aufgabe gelöst werden kann, welche ohne solche bereitgestellte Schemen nicht ohne weiteres gelöst werden könnten. Es ist nun überaus bedeutsam, daß das hier über die Raumbilder des Körpers gesagt wurde, ohne jene Veränderung auch auf das Denken übertragen werden kann. Die Denkpsychologie hat gezeigt, daß eine bestimmte Denkaufgabe im allgemeinen so der Lösung zugeführt wird, daß zunächst allgemeine Schemen und Diagramme im Denken verwertet werden und daß von diesen Diagrammen aus erst das Einzelziel erreicht wird (vgl. hierzu LINDWORSKY). Einzelerlebnisse werden also zu größeren Komplexen geordnet, die alle wieder in strengen formalen Beziehungen zueinander stehen und sich zu höheren Einheiten zusammenschließen. Solche Gesamtkomplexe werden bei Aufgabenlösung verwertet (SELZ). Es ist durchaus zu betonen, daß ein solcher Komplex nicht die Summe seiner Teile ist, sondern ein neu geschaffenes Ganzes, um einen vielverwendeten Ausdruck zu gebrauchen, eine Gestalt[1]). In die Theorie der Gestaltpsychologie hier näher einzugehen, liegt hier kein Anlaß vor. Aber nur soviel möchte ich sagen, mir scheint

---

[1]) Vgl. hierzu FROEBES Lehrbuch der experimentellen Psychologie.

gerade bei der Bildung des Körperschemas deutlich zu werden, daß an ihm das Interesse an der eigenen Person „narzisstische Libido" mitbeteiligt ist. Ich erinnere an die Ergebnisse bei den Amputierten, und es ist mir wahrscheinlich, daß eine „Produktion" im Sinne der Grazer Schule (vgl. hierzu WITASEK) stattfindet, ein aus psychischen Tendenzen erfolgendes Aufbauen. Für die neue Aufgabe, sei diese nun eine noch so einfache, wird der bereits gebildete Komplex als Ganzes herangezogen. In diesen wird sie eingeordnet. So wird eine einfache Empfindung ebenso zum Körperschema in Beziehung gesetzt wie die einfachste Bewegung. Die allgemeine Arbeitsweise des Psychischen scheint also die zu sein, daß auf Grund von Einzelerlebnissen sofort Komplexe gebildet werden und daß diese in jedes neue Einzelerlebnis eingreifen. Dabei erfolgt die Bildung eines solchen Komplexes aus dem Bedürfnis der Persönlichkeit heraus und welches Bedürfnis wäre dringender als das Bild des eigenen Körpers aus der Welt auszusondern und mittelst dieses Bildes eine größere Freiheit des Handelns zu gewinnen?

Anhang.

Über die Wahrnehmung der Bewegung durch die Haut.

In dem Material, das den Ausführungen des ersten Kapitels zugrunde gelegt ist, finden sich einige Hinweise auf die Pathologie der Bewegungswahrnehmung der Haut. Ich stelle sie zusammen, ohne Schlußfolgerungen zu ziehen. Diese scheinen mir schon deshalb unmöglich, weil die Normalpsychologie sich meines Wissens mit der Bewegungswahrnehmung der Haut bisher nur sehr wenig beschäftigt hat. BENUSSI hat die kinematohaptischen Scheinbewegungen studiert und gefunden, daß zwei aufeinanderfolgende Berührungen der Haut an nahegelegenen Punkten den Eindruck der Bewegung erwecken. Sehr häufig erfolgt diese Bewegung halbbogenförmig. RUPP hat in der Diskussion zu diesem Vortrag hervorgehoben, daß er sehr häufig durch einfache Berührung den Eindruck der Bewegung erreichte. Nun scheint es mir beachtenswert zu sein, daß ja Hauteindrücke kitzelnden Charakters an und für sich eine Bewegung zu haben scheinen. Jedenfalls verdient die Pathologie der Bewegungsempfindungen der Haut mehr Beachtung als sie bisher gefunden hat. Im Falle I werden trotz guter Oberflächensensibilität Bewegungen, Striche über der Haut nur als einfache Berührung empfunden. Gelegentlich als zwei Berührungen, aber auch als Bewegung der Gelenke und selten als Bewegung über die Haut, ohne daß die Richtung erkannt wurde. Im Falle II wird die Berührung als ein nach unten ziehender Streifen empfunden, besonders häufig ist die zweite polyästhetische Empfindung in dieser Weise gekennzeichnet, diese „Streifenempfindung" wird auch alloästhetisch übertragen. Die Störungen treten in einem Gebiete auf, das ausgesprochene Sensibilitätsstörungen zeigt. Im Falle III sind diese Störungen besonders ausgeprägt. Berührungs- und Stichreize erwecken eine Empfindung eines Striches über die Haut, von halbbogenförmigem Verlauf, ja sogar einer komplizierten Hin- und Herbewegung. Diese Empfindungen können auch auf eine einfache Berührung einer Seite hin, auf der anderen Seite erscheinen. Striche über die Haut werden entweder nur als Berührung empfunden oder als in anderer Richtung verlaufende wahrgenommen, oder schließlich als bogenförmig, auch wenn der Reizstrich gradlinig verlief.

Ich kann nicht glauben, daß diese so häufigen pathologischen Bewegungsempfindungen an der Haut bei Tabikern der Beobachtung bisher entgangen sind, doch ich habe in der mir momentan zugänglichen Literatur nichts Entsprechendes gefunden. Aber dieses ganze Gebiet, das theoretisch interessant ist, ist bisher noch nicht systematisch untersucht. Auch hysterische Sensibilitätsstörungen müßten auf Störungen der Bewegungswahrnehmung eingehend untersucht werden. Mir kam es nur darauf an, auf diese Dinge, die in meinem Material eine große Rolle spielen, hinzuweisen. Nur einige vorläufige Hinweise. Die pathologische Bewegungswahrnehmung scheint besonders leicht alloästhetisch übertragen zu werden. Im Falle III erinnern die Bewegungserscheinungen außerordentlich an die autokinetischen Erscheinungen optischer Eindrücke. Diese sind ja beim Gesunden regelmäßig hervorrufbar. Gibt es etwas Analoges auf taktilem Gebiet? Die Beobachtungen Rupps verweisen darauf. Welche Bedeutung hat die bogenförmige Entellung der Bewegungen?

Literaturnachweis.

ACH: Über die Willenstätigkeit und das Denken. Göttingen 1905.
ALBRECHT: 3 Fälle mit ANTONS Syndrom. Arch. f. Psychiatr. u. Nervenkrankh. Bd. 59. 1918.
ANTON (1): Über Selbstwahrnehmung der Herderkrankung des Gehirns bei Rindenblindheit und Rindentaubheit. Arch. f. Psychiatr. u. Nervenkrankh. Bd. 32.
— (2): Beiderseitige Erkrankung der Scheitelgegend des Großhirns. Wien. klin. Wochenschr. Nr. 48. 1899.
BADAL: Cécité psychique. Arch. d'ophthalmol. 1888.
BALINT: Seelenlähmung des Schauens, optische Ataxie, räumliche Störung der Aufmerksamkeit. Monatsschr. f. Psychiatr. u. Neurol. Bd. 25. 1909.
BENUSSI: Kinematohaptische Scheinbewegungen und Auffassungsformung. VI. Congr. f. experimentelle Psychol. Göttingen 1914.
BROWN und STEWART: On Disturbances of sensations in cerebral lesions. Brain Bd. 39. 1916.
BRUN: Über Apraxie. Schweiz. Arch. f. Psychiatr. u. Neurol. Bd. 9 u. 10. 1921,22.
CURSCHMANN: Beiträge zur Physiologie und Pathologie der Mitbewegungen. Dtsch. Zeitschr. f. Nervenheilk. 1906.
DUSSER DE BARENNE: Zur Kenntnis der Alloästhesie (Monatsschrift f. Neurol. u. Psych. Bd. 34. 1913).
FOERSTER: Berl. klin. Wochenschr. 1915, Nr. 31. Sitzungsbericht.
FREUD: Narzissmus, Jahrbuch f. Psychanalyse Bd. 6. 1914.
FROEBES: Lehrbuch der experimentellen Psychol. Bd. I. Freiburg: Herder 1917.
GEMELLI: L'influence exercée par la position des parties du corps sur l'appreciation des distances tactiles. Arch. ital. di biol. 1914, S. 282.
GERSTMANN: Über Sensibilitätsstörung von spinosegmentalem Typus bei Hirnrindenläsion. Wien. med. Wochenschr. Nr. 26. 1915.
GOLDSTEIN und GELB: Psychol. d. optischen Wahrnehmungs- und Erkennungsvorganges. Zeitschr. f. d. ges. Neurol. u. Psychiatr. Bd. 41.
GOLDSTEIN und REICHMANN: Zur Symptom. der Kleinhirnerkrankungen. Arch. f. Psychiatr. u. Nervenkrankh. Bd. 56, S. 466. 1916.
HARTMANN: Die Orientierung. Leipzig: Vogel 1902.
HEAD (1): Brain Bd. 16. 1893.
— (2): Aphasia and kindreds disorders of speech. Brain Bd. 43. 1920.
— (3): Discussion on aphasia. Ebenda.

HEAD and HOLMES: Sensory disturbances from cerebral lesions. Brain Bd. 34. 1911/12.
HEILBRONNER (1): Zur Frage der motorischen Asymbolie (Apraxie). Zeitschr. f. Psychol. u. Physiol. d. Sinnesorgane Bd. 49. 1905.
— (2): Die aphasischen, agnostischen, apraktischen Störungen. Handb. d. Neurol. Bd. 1, S. 211 (daselbst Literatur).
HENRI: Die Raumwahrnehmungen des Tastsinnes. 1898.
JAMES: Principles of psychology.
JANET (1): L'automatisme psychologique. 1889.
— (2): Neuroses et idéesfixes. B. 1.
JONES (1): The precise diagnostic value of Allochiria. Brain Bd. 30. 1907.
— (2): Die Pathologie der Dyschirie. Journ. f. Psychol. u. Neurol. Bd. 15, S. 144. 1910.
KATZ: Psychologische Versuche mit Amputierten. Zeitschr. f. Psychol. Bd. 85. 1920.
— Beihefte zur Zeitschr. f. angewandte Psychol. Nr. 25. 1921.
KLEIST (1): Corticale (innervatorische) Apraxie. Jahrb. d. Psychiatr. u. Neurol. Bd. 28. 1907.
— (2): Der Gang und der gegenwärtige Stand der Apraxieforschung. Ergebnisse der Neurol. u. Psych. Bd. I. Vogt u. Bing 1912.
— (3): Die psychomotorischen Störungen und ihr Verhältnis zu den Motilitätsstörungen bei Stammganglienerkrankung. Monatsschr. f. Psychiatr. u. Neurol. Bd. 52. 1923.
KRAMER (1): Alloästhesie und fehlende Wahrnehmung der gelähmten Körperhälfte. Zeitschr. f. d. ges. Psychiatr. u. Neurol. Referate Bd. 11, S. 379. 1915.
— (2): Bulbärapoplexie usw. mit Alloästhesie. Zeitschr. f. d. ges. Psychiatr. u. Neurol. Referate Bd. 14, S. 58. 1917.
LIEPMANN (1): Das Krankheitsbild der Apraxie usw. Monatsschr. f. Psychiatr. u. Neurol. Bd. 8. 1900.
— (2): Drei Aufsätze aus dem Apraxiegebiet. Berlin: Karger 1908.
— (3): Über Störungen des Handelns bei Gehirnkranken. Berlin: Karger 1905.
— (4): Demonstration von Gehirnen Aphasischer. Neurol. Zentralbl. 1911, H. 6.
— (5): Apraxie. Ergebnisse der Medizin von Brugsch 1921 (vollständiger Literaturnachweis).
LINDWORSKY: Der Wille. Leipzig: Barth 1919.
LOTMAR: Monatsschr. f. Psychiatr. u. Neurol. 1908.
MANN: Berl. klin. Wochenschr. 1915, Nr. 31.
MARTIN: Zur Lehre von den Bewegungsvorstellungen. Zeitschr. f. Psychol. u. Physiol. d. Sinnesorg. Bd. 56. 1910.
MEYER: Empfindungstäuschungen im Bereich amputierter Glieder. Archiv f. Psychol. Bd. 68. 1923.
MOTT: Results of hemisection of the spinal cord. Phil. Trans. Royal society London, Bd. 30. 1893.
MOURGUE: Disordres of thymbolic thinking due to local lesions of the brain. Brit. journ. of psychol. (Med. sect.) Bd. 1, Part. 2. Januar 1922.

Literaturnachweis.

MÜLLER, G. E.: Über die Vorstellungstätigkeit und das Denken. Ergänzungsbd. 5 der Zeitschr. f. Sinnesphysiol. Bd. 1. 1911.
OBERSTEINER: On allochiria. Brain Bd. 4. 1882.
OPPENHEIM: Zur Kriegsneurologie. Berl. klin. Wochenschr. 1914, Nr. 48.
— Bemerkung zur Alloparalgie. Neurol. Zentralbl. 1916, Nr. 21.
PICK (1): Die neuropathol. Forschungsrichtung in der Psychiatrie. Berlin: Karger 1922.
— (2): Die agrammatischen Sprachstörungen. Berlin: Julius Springer 1913. Monographie aus dem Gesamtgebiet der Neurol. u. Psychiatr. Bd. 7.
— (2): Historische Notiz für Empfindungslehre nebst Bemerkungen bezüglich ihrer Verwertung. Zeitschr. f. Psychol. u. Physiol. d. Sinnesorgane, Abt. I. Bd. 76.
— (4): Über Störungen der Orientierung am eigenen Körper. Arbeiten aus der deutschen psychiatr. Klinik Prag. Berlin: Karger 1908.
— (5): Zur Lehre vom Bewußtsein des eigenen Körpers. Neurol. Zentralbl. Bd. 36. 1915.
— (6): Störung der Orientierung am eigenen Körper. Psychol. Forschung Bd. 1. 1922.
— (7): Hirnpathologische Untersuchungen. Berlin: Karger 1898.
PÖTZL (1): Experimentell erzeugte Traumbilder. Zeitschr. f. d. ges. Neurol. u. Psychiatr. Bd. 37. 1917.
— (2): Über Herderscheinungen bei Läsionen des linken unteren Scheitelläppchens. Med. Klin. 1923. Bd. 19. Nr. 1.
REDLICH und BONVICINI (1): Über das Fehlen der Wahrnehmung der eigenen Blindheit bei Hirnkrankheiten. Wien: Deuticke 1908.
— (2): Weitere klinische und anatomische Mitteilungen über das Fehlen der Wahrnehmung der eigenen Blindheit. Neurol. Zentralbl. Bd. 30. 1911.
RIEGER: Über Apparate in dem Hirn. Arbeiten aus der psychiatr. Klinik. Würzburg, H. 5. 1909.
ROSENBERG: Die Pathologie der Orientierung nach rechts und links. Zeitschr. f. Psych. Bd. 61. 1912.
ROTHMANN: Über die Grenzen der Extremitätenregion der Großhirnrinde. Monatsschr. f. Psychiatr. u. Neurol. Bd. 36, H. 5. 1914.
RUPP: VI. Kongreß f. experimentelle Psych. Göttingen 1914. Diskussionsbemerkungen.
SCHILDER (1): Einige Bemerkungen zu der Problemsphäre: Cortex, Stammganglien, Psyche, Neurose. Zeitschr. f. d. ges. Neurol. u. Psychiatr. Bd. 74. 1922.
— (2): Selbstbewußtsein und Persönlichkeitsbewußtsein. Berlin: Julius Springer 1914.
— (3): Studien über Bewegungsstörungen. III. Zeitschr. f. d. ges. Neurol. u. Psychiatr. Bd. 61. 1920.
— (4): Wahn und Erkenntnis. Berlin: Julius Springer 1918.
— (5): Projektion eigener Defekte in Trugwahrnehmungen. Neurol. Zentralbl. 1919.
SELZ: Gesetze des geordneten Denkverlaufs. Stuttgart: Spener 1913.

STRÄUSSLER (1): Zur Frage der Sensibilitätsstörungen von spinalem Typus. Monatsschr. f. Psychiatr. u. Neurol. Bd. 23, H. 5.
— (2): Sensible Störungen bei Schußverletzungen peripherer Nerven, die sog. Alloparalgie. Zeitschr. f. d. ges. Neurol. u. Psychiatr. Bd. 50. 1919.
VOLKMANN: Sitzungsbericht der säch. Akademie der Wissensch. 1858, S. 38 ff.
WEIGAND: Berl. klin. Wochenschr. 1915, Nr. 31. Sitzungsbericht.
WEIZSÄCKER:(1) Neuere Anschauungen über Reflexe. Klin. Wochenschr. Bd. 1. Nr. 45. 1922.
— (2): Münch. med. Wochenschr. 1923. 23. Sitzungsbericht.
WERNICKE: Grundriß der Psychiatrie. 1900.
WESTPHAL, K.: Arch. f. Psychiatr. Bd. 4.
WESTPHAL, E.: Über Haupt- und Nebenaufgaben bei Reaktionsversuchen. Arch. f. d. ges. Psychol. Bd. 21, S. 219. 1911.
WITASEK: Grundlinien der Psychologie. 1908.
WUNDT: Physiol. Psychologie. Bd. 2. VI. Aufl. 1910, S. 511 ff.
ZIEHEN: Versuche über die Beteiligung der Bewegungsempfindungen bei Formkombinationen. Zeitschr. f. angew. Psychol. 1914.

Verlag von Julius Springer in Berlin W 9

Selbstbewußtsein und Persönlichkeitsbewußtsein

Eine psychopathologische Studie

Von

Dr. Paul Schilder

Assistent an der Psychiatrischen und Nervenklinik der Universität Leipzig

1914. GZ. 14

(Heft 9 der „Monographien aus dem Gesamtgebiete der Neurologie und Psychiatrie")

Wahn und Erkenntnis

Eine psychopathologische Studie

Von

Dr. med. et phil. **Paul Schilder**

Mit 2 Textabbildungen und 2 farbigen Tafeln

1918. GZ. 7,6

(Heft 15 der „Monographien aus dem Gesamtgebiete der Neurologie und Psychiatrie")

Seele und Leben

Grundsätzliches zur Psychologie der Schizophrenie und Paraphrenie, zur Psychoanalyse und zur Psychologie überhaupt

Von

Dr. med. et phil. **Paul Schilder**

Privatdozent der Universität Wien, Assistent der Psychiatrischen Klinik

Mit 1 Abbildung

1923. GZ. 9,7

(Heft 35 der „Monographien aus dem Gesamtgebiete der Neurologie und Psychiatrie")

Die Grundzahlen (GZ.) entsprechen den ungefähren Vorkriegspreisen und ergeben mit dem jeweiligen Entwertungsfaktor (Umrechnungsschlüssel) vervielfacht den Verkaufspreis. Über den zur Zeit geltenden Umrechnungsschlüssel geben alle Buchhandlungen sowie der Verlag bereitwilligst Auskunft.

MIX
Papier aus verantwortungsvollen Quellen
Paper from responsible sources
FSC® C105338

If you have any concerns about our products,
you can contact us on
ProductSafety@springernature.com

In case Publisher is established outside the EU,
the EU authorized representative is:
**Springer Nature Customer Service Center GmbH
Europaplatz 3, 69115 Heidelberg, Germany**

Printed by Libri Plureos GmbH
in Hamburg, Germany